INTERPRETACIÓN DEL ECG

Una guía práctica e intuitiva para aprender a leer el ECG y diagnosticar y tratar arritmias

Nathan Orwell

Sumario

INTRODUCCIÓN

Nuestro corazón es uno de los órganos más importantes, además del cerebro, y su función es de una pompa que permite que la sangre circule para suministrar oxígeno a los tejidos y hacerlos funcionar. En este libro veremos cómo funciona y cómo se pueden interpretar varios de sus mecanismos a través del electrocardiograma.

El electrocardiograma es una de las herramientas diagnósticas más utilizadas. Es la primera herramienta utilizada en emergencias cardíacas o simplemente para visitas médicas de rutina al corazón. Es importante que preste atención a los síntomas que presenta, que pueden indicar problemas más o menos importantes en su corazón, y su médico podrá entonces orientarse en la dirección correcta.

Poder tener una visión general del trazado electrocardiográfico es de gran ayuda para entender con mayor inmediatez la interpretación que nos da nuestro médico de confianza (o el encargado de realizar el examen), y evitar la ansiedad y las preocupaciones innecesarias, muchas veces generadas por la falta de conocimiento y familiaridad con la terminología médico-científica.

El objetivo de este libro no es en absoluto sustituir a los expertos en la materia, sino simplemente ofrecer una ayuda para familiarizarse con las palabras y los mecanismos de uso exclusivamente médico y ponerlos al alcance de todos.

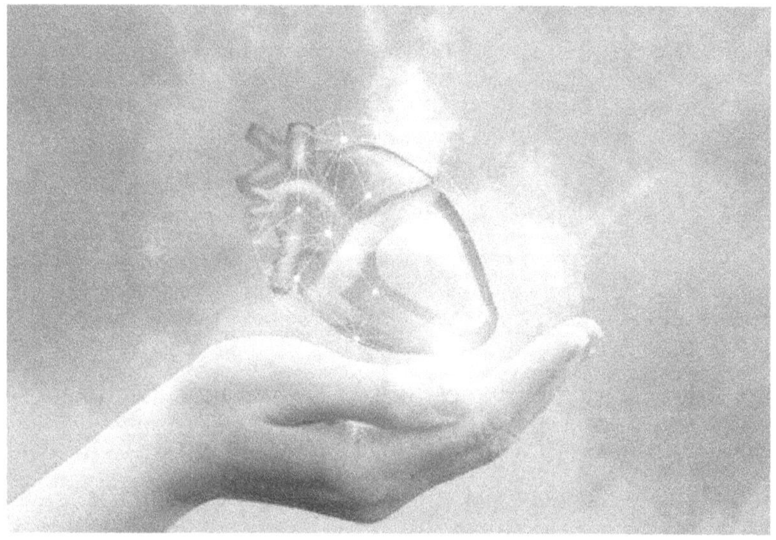

Comenzaremos con una descripción breve y simplificada de la anatomía y fisiología del corazón, seguida de una explicación de los principales mecanismos de conducción eléctrica cardíaca, que son la base del registro de la señal eléctrica cardíaca.

A continuación, entraremos más en los detalles sobre el instrumento electrocardiográfico, describiendo su funcionalidad y sus elementos individuales. Veremos la función de los electrodos y cómo se colocan en la superficie del cuerpo.

Por último, daremos algunos consejos sobre la lectura de los trazados tanto en condiciones fisiológicas como en referencia a las principales patologías cardíacas. El electrocardiograma (ECG) es, de hecho, la herramienta de primer nivel para el diagnóstico de todas aquellas situaciones que provocan una alteración de la actividad eléctrica del corazón, como, por ejemplo, el infarto de miocardio, las anomalías del ritmo cardíaco, la angina de pecho, el aumento del volumen cardíaco, las cardiopatías inflamatorias, las alteraciones electrolíticas, los efectos sobre el corazón de fármacos como los antiarrítmicos y los antidepresivos. Todas estas condiciones clínicas pueden provocar anomalías en el trazado electrocardiográfico. La interpretación precisa y eficaz del ECG requiere un enfoque sistemático. De hecho, la interpretación del ECG no es sólo un ejercicio de reconocimiento morfológico, sino que requiere la capacidad de analizar el trazado en su conjunto, con referencia a la anatomía y fisiología cardíacas. A través de este volumen, pretendemos dar una visión simplificada de todo el proceso de registro de un ECG.

CAPÍTULO 1
Principales elementos de la anatomía

El corazón es el órgano principal del sistema cardiovascular que, a través de la sangre que circula por los vasos sanguíneos, distribuye las sustancias necesarias a todo el organismo. Es un órgano muscular involuntario (su actividad de contracción no está determinada por ningún control nervioso).

Se calcula que pesa unos 250-300 gramos para una persona adulta, con el tamaño de un puño de mano. El corazón mide 12-13 cm de largo, 8-10 cm de ancho y unos 7 cm de grosor. Late una media de 100.000 veces al día y bombea entre 5 y 6 litros de sangre por el cuerpo cada minuto.

El corazón está situado justo detrás del esternón, un poco a la izquierda, bordeado en su parte inferior por el diafragma que lo protege de otros órganos, está situado más precisamente en la zona media del tórax entre los pulmones y la columna vertebral.

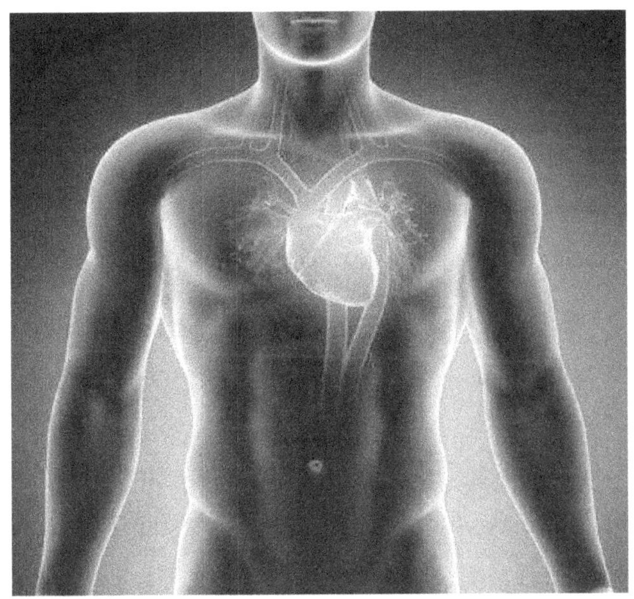

Está protegido por el pericardio, una gruesa membrana conectiva, que protege las raíces de los principales vasos sanguíneos. El corazón necesita toda la protección posible, por eso se encuentra dentro de la caja torácica, unido a la columna vertebral y al diafragma con fuertes ligamentos que lo mantienen en su sitio y lo protegen del movimiento. El corazón está formado principalmente por tejido muscular, su posición es oblicua al eje del cuerpo. Sus paredes están compuestas principalmente por tres estratos: epicardio, miocardio y endocardio.

El epicardio es la capa más externa, esencialmente una membrana que cubre y protege el corazón, produciendo líquido lubricante. El miocardio es lo que comúnmente se llama el "músculo" del corazón. Es el tejido que se contrae y se relaja para producir los latidos del corazón, empujando la sangre a través del cuerpo. El endocardio es una capa de tejido muy suave que recubre el interior del corazón y evita la formación de coágulos de sangre.

El corazón puede dividirse en dos partes, según el tipo de sangre que circule por él: a la derecha está la cavidad venosa, con sangre poco oxigenada, y a la izquierda la cavidad arterial, con sangre oxigenada. Cada una de ellas está dividida en cuatro partes principales llamadas cámaras. Estas cuatro cámaras se dividen a su vez en dos grupos: las aurículas y los ventrículos. Las cavidades cardíacas derecha e izquierda están separadas por dos tabiques, el interatrial y el interventricular.

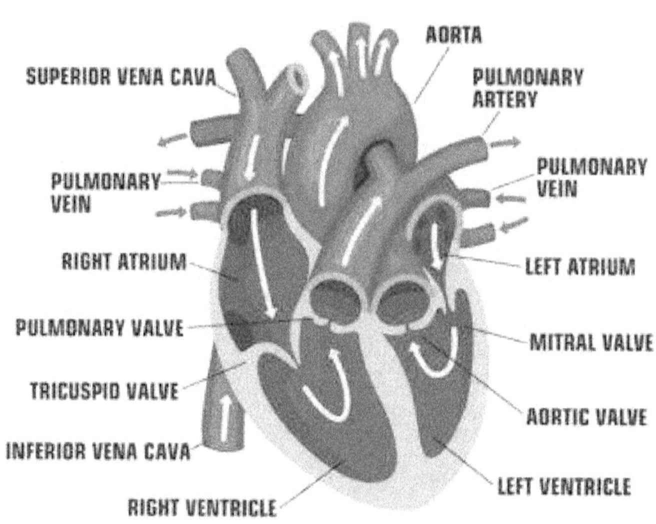

Las aurículas están situadas en la parte superior del corazón, una a la derecha y otra a la izquierda. Son más pequeños que los ventrículos y actúan como cámara receptora de la sangre que regresa al corazón, mientras que los ventrículos empujan la sangre hacia el exterior. Más concretamente, la sangre rica en oxígeno se bombea a través de la aurícula izquierda hacia el cuerpo. Una vez que la sangre ha depositado oxígeno en otras partes del cuerpo, se bombea a la aurícula derecha, donde se recicla.

Los ventrículos están situados en la parte inferior del corazón y suelen considerarse sus cámaras principales, que recogen la sangre de la aurícula izquierda y la expulsan a los pulmones. Hay dos circuitos circulatorios conectados al corazón. El anillo derecho hace circular la sangre hacia los pulmones, mientras que el izquierdo la bombea hacia el exterior.

La sangre fluye por el corazón en una sola dirección, de una cámara a otra, a través de las válvulas. Las válvulas están hechas de un tejido protector tan grueso como una hoja de papel. Al igual que las cámaras del corazón, hay cuatro válvulas cardíacas situadas entre cada una de las cuatro cámaras y en las arterias y venas que llevan la sangre hacia y desde el corazón, se abren y cierran durante su función.

Las cuatro válvulas del corazón, por orden de tamaño, son:

- la válvula tricúspide regula el flujo entre la aurícula derecha y el ventrículo derecho;

- la válvula mitral que regula el flujo entre la aurícula izquierda y el ventrículo izquierdo;

- la válvula aórtica, que regula el flujo del corazón al sistema circulatorio;

- la válvula pulmonar (con tres cúspides semilunares; 20 mm de grosor), que regula el flujo del corazón a la circulación pulmonar.

Las válvulas controlan el flujo de sangre alrededor del corazón y garantizan que la acción de bombeo sea eficaz. Su movimiento de apertura y cierre depende totalmente de las variaciones de la presión intracardíaca. Su actividad es simplemente "empujada" por el propio flujo sanguíneo, sin ningún tipo de control nervioso o muscular. En determinadas situaciones, tras una enfermedad o un traumatismo que dañe las válvulas, éstas pueden sustituirse quirúrgicamente mediante sustitutos artificiales u orgánicos.

El tránsito de la sangre del corazón al cuerpo y viceversa se realiza a través de un complejo sistema de vasos sanguíneos, divididos en dos categorías: arterias y venas.

Las arterias transportan la sangre rica en oxígeno desde el corazón al resto del cuerpo. Las venas, en cambio, llevan la sangre desoxigenada nuevamente al corazón. Hay muchas venas y arterias en el cuerpo humano, las principales con funciones específicas para la supervivencia del organismo son:

- La arteria pulmonar que transporta sangre con bajos niveles de oxígeno y altos niveles de dióxido de carbono a los pulmones

- La aorta es la arteria más grande que está conectada al ventrículo izquierdo del corazón con una red de arterias más pequeñas que recorren todo el cuerpo

- Las arterias coronarias, que parten de la aorta y se bifurcan en los lados izquierdo y derecho del corazón, y a través de un sistema de pequeños vasos y capilares que abrazan el corazón, suministran sangre a todo el cuerpo

- La arteria carótida que suminista sangre a la cara, la cabeza y el cerebro

- La vena hepática que lleva la sangre fuera del hígado a través de un sistema de drenaje

- La vena cava es en realidad un gran sistema de dos vasos principales que lleva la sangre de vuelta al corazón. Se divide en la vena cava inferior, que lleva la sangre de la parte inferior del cuerpo al corazón, y la vena cava superior, que lleva la sangre de la cabeza, los brazos y la parte superior del cuerpo al corazón

Es posible incluir en este sistema una pequeña circulación "pulmonar" y una gran circulación sistémica. En la pequeña circulación, la sangre llega a los pulmones a través de la arteria pulmonar, luego llega a la aurícula izquierda y después llega, a través de las cuatro venas pulmonares, al ventrículo izquierdo.

El ventrículo izquierdo tiene una fuerza de contracción mayor que el ventrículo derecho, donde se origina la circulación sistémica. Aquí, gracias a la arteria aorta, la sangre oxigenada se distribuye a los tejidos, luego acumula dióxido de carbono y vuelve a la aurícula derecha del corazón. En este capítulo hemos visto los principales elementos de anatomía para comprender mejor el funcionamiento y los mecanismos de esta extraordinaria bomba cardíaca.

CAPÍTULO 2
¿Cómo funciona el corazón? Elementos de fisiología

2.1 Ciclo Cardíaco

Este término se refiere a la progresión de los momentos que se producen en la formación de cada latido del corazón. En este proceso, las cámaras del corazón se contraen y relajan de forma coordinada. Con cada latido, nuestro corazón pasa por un complejo proceso, y así ha sido desde el primer momento de nuestra vida. Veamos con más detalle lo que ocurre en este ciclo.

La fase de contracción se denomina "sístole": en este proceso, los ventrículos se vacían en la aorta y las arterias pulmonares. Las válvulas atrioventriculares se cierran y las válvulas pulmonares y aórticas se abren. La fase de relajación, en la que el corazón descansa y se llena de nuevo, se denomina "diástole". Durante este proceso, que dura unos 0,5 segundos, la sangre llega a los ventrículos. Las válvulas atrioventriculares están abiertas y las válvulas pulmonares y aórticas están cerradas.

La aurícula derecha e izquierda se sincronizan durante la sístole y la diástole auricular, y el ventrículo derecho e izquierdo se sincronizan durante la sístole y la diástole ventricular. Un ciclo completo de estos eventos se denomina ciclo cardíaco y consta principalmente de tres fases: sístole auricular y llenado ventricular, sístole ventricular y fase de relajación isovolumétrica. Veamoslas con más detalle y exploremos sus funciones.

Sístole auricular y llenado ventricular

La sístole comienza con una contracción a nivel de las aurículas, que permite el llenado de los ventrículos. Durante esta parte del ciclo cardíaco, la presión en el corazón es baja y la sangre de la circulación llena pasivamente las aurículas de ambos lados. Esto culmina con la apertura de las válvulas auriculoventriculares y la sangre pasa a los ventrículos. Aproximadamente el 70% del llenado ventricular se produce durante esta fase. Después de la despolarización de las aurículas (onda P en un electrocardiograma [ECG]), las aurículas se contraen, comprimiendo la sangre en las cámaras auriculares y empujando la sangre restante hacia los ventrículos.

Esta última parte de la fase de reposo ventricular (diástole), en la que la sangre se encuentra dentro de los ventrículos, se denomina volumen diastólico final (VET). Las aurículas se relajan y el impulso eléctrico se transmite a los ventrículos, que sufren una despolarización (onda QRS en un ECG). Volveremos a hablar de los conceptos de despolarización y de las electroondas cardíacas en capítulos posteriores, ya que tienen su propia importancia.

Sístole ventricular

Ahora, las aurículas están relajadas y los ventrículos comienzan a contraerse durante aproximadamente 0,4 segundos. La contracción ventricular provoca el cierre de las válvulas auriculoventriculares propiamente dichas, permitiendo la apertura de las válvulas semilunares. Esta contracción provoca un aumento de la presión dentro de los ventrículos.

Cuando esta presión se vuelve significativa a nivel de las arterias, provoca la apertura de las válvulas (pulmonar y aórtica). La sangre con poco oxígeno llega a los pulmones para recargarse, mientras que la sangre rica llega a todo el cuerpo a través de la aorta.

Relajación isovolumétrica

Hemos llegado a la fase final del ciclo cardíaco. Ahora los ventrículos se relajan y la sangre que queda en la cámara se denomina volumen telesistólico (VET). La presión ventricular cae repentinamente y, cuando esto ocurre, la sangre en la aorta y el tronco pulmonar refluye momentáneamente y las válvulas aórtica y pulmonar se cierran. Este reflujo provoca un breve aumento de la presión en la aorta, dando lugar a un cambio de presión característico del ciclo cardíaco denominado muesca dicroica. El corazón actúa como una bomba con su músculo y sus válvulas, y cuando se contrae, crea presión en la sangre en las cavidades del corazón. A lo largo del ciclo característico de su funcionamiento, la presión en las cámaras del corazón aumenta o disminuye, afectando a la apertura o cierre de las válvulas, regulando así el flujo de sangre entre sus cámaras. Hemos llegado a la fase final del ciclo cardíaco. Ahora los ventrículos se relajan y la sangre que queda en la cámara se denomina volumen telesistólico (VET). La presión ventricular cae repentinamente y, cuando esto ocurre, la sangre en la aorta y el tronco pulmonar refluye momentáneamente y las válvulas aórtica y pulmonar se cierran. Este reflujo provoca un breve aumento de la presión en la aorta, dando lugar a un cambio de presión característico del ciclo cardíaco denominado muesca dicroica. El corazón actúa como una bomba con su músculo y sus válvulas, y cuando se contrae, crea presión en la sangre en las cavidades del corazón. A lo largo del ciclo característico de su funcionamiento, la presión en las cámaras del corazón aumenta o disminuye, afectando a la apertura o el cierre de las válvulas, regulando así el flujo de sangre entre sus cámaras.

La presión en el lado izquierdo del corazón es aproximadamente cinco veces mayor que en el lado derecho, pero se bombea el mismo volumen de sangre por cada latido.

El ciclo del corazón puede entenderse como una secuencia de acontecimientos basada en el principio de que cualquier flujo de sangre a través de las cámaras depende de la presión, ya que la sangre siempre fluirá de un lado con alta presión a otro con baja presión. La sangre en las arterias fluye más rápido debido al empuje producido por la contracción del corazón, en las venas y vasos más pequeños fluye debido a la diferente presión entre las venas y los capilares. La presión en el lado izquierdo del corazón es unas cinco veces mayor que en el lado derecho, pero se bombea el mismo volumen de sangre por cada latido.

El ciclo del corazón puede entenderse como una secuencia de acontecimientos basada en el principio de que cualquier flujo de sangre a través de las cámaras depende de la presión, ya que la sangre siempre fluirá de un lado con alta presión a otro con baja presión. La sangre en las arterias fluye más rápido debido al empuje producido por la contracción del corazón, en las venas y vasos más pequeños fluye debido a la diferente presión entre las venas y los capilares.

2.2 Alcance Cardiaco Y Volumen Sistémico

El gasto cardíaco implica la cantidad de sangre que bombea el corazón en un solo minuto. Cada frecuencia de bombeo individual se denomina gasto cardíaco. Puede calcularse mediante una sencilla ecuación: el volumen sistémico, es decir, la sangre bombeada en un minuto multiplicada por la frecuencia de los latidos.

En primer lugar, hay que calcular el VS, que es la diferencia entre la VDE (el volumen de sangre que queda en los ventrículos después de la diástole) y la VES (el volumen de sangre que queda en los ventrículos después de la contracción).

Hagamos un ejemplo práctico.

Si el EDV es de 120 ml y el ESV de 50 ml, el SV será:

120ml (EDV) - 50ml (ESV) = 70ml/latido (SV).

Una vez determinado el SV, se puede calcular el CO. Si el SV es de 70ml y la frecuencia cardíaca es de 70bpm, el CO será:

70ml (SV) x 70bpm (frecuencia cardíaca) = 4.900ml/min (CO).

El CO puede variar; por ejemplo, aumentará en respuesta a demandas metabólicas como el ejercicio o el embarazo o en estados patológicos como la insuficiencia cardíaca. Además, el CO puede no ser suficiente para soportar las actividades simples de la vida diaria o aumentar en respuesta a las demandas como el ejercicio leve a moderado.

El latido constante del corazón está controlado por una serie de tejidos nerviosos especializados que "disparan" a través del corazón y coordinan las acciones del latido. Se compone de las siguientes estructuras cardíacas.

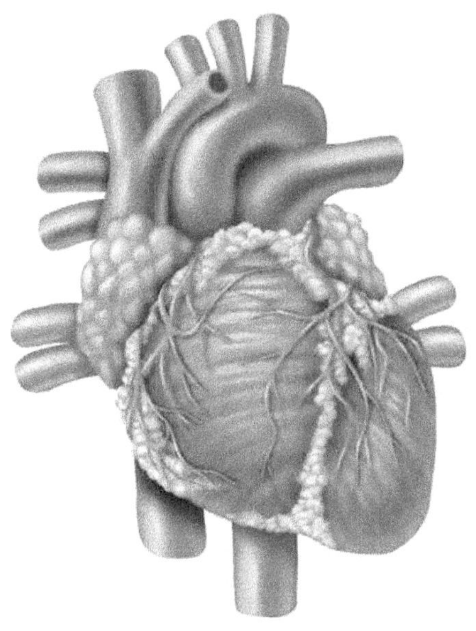

- **Nudo senoauricular (SA)**: Es un marcapasos cardíaco que inicia el impulso. Se encuentra anterolateralmente, justo debajo del epicardio donde la vena cava superior entra en la aurícula derecha. El impulso del nódulo sinoauricular se propaga por el miocardio de las aurículas derecha e izquierda, y también se transmite rápidamente al nódulo auriculoventricular:

- **Nudo auriculoventricular (AV)**: Este nudo está situado en la porción posterior e inferior del tabique interauricular, cerca de la apertura del seno coronario en la aurícula derecha. Desde allí, la señal se transmite a los ventrículos mediante un haz de nervios denominado haz auriculoventricular.

- **Haz auriculoventricular**: Este haz de nervios va desde el nudo auriculoventricular hasta los ventrículos pasando por el tabique

- interventricular. Se divide en ramas del haz izquierdo y derecho que se adentran en el endocardio para convertirse en las ramas subendocárdicas. Las ramas subendocárdicas se dividen en: ramas subendocárdicas del haz derecho, que estimulan el tabique interventricular, el músculo papilar y la pared ventricular derecha, y ramas subendocárdicas del haz izquierdo, que estimulan el tabique interventricular, el músculo papilar y la pared ventricular izquierda.

Un principio fisiológico en el corazón de la función cardíaca es la ley de Frank-Starling, que propone que el factor crítico que influye en la VS es la pre-carga, es decir, la sangre que regresa de la circulación al corazón durante su llenado.

La cantidad de pre-carga determina la cantidad de sangre con la que puede trabajar el corazón (el GC) e influye en el estiramiento y la tensión de las células musculares individuales que componen las fibras del corazón. La VS aumenta en respuesta a la pre-carga. Como resultado del llenado, el aumento de la presión en los ventrículos incrementa el estiramiento de las fibras musculares cardíacas.

Este estiramiento culmina con un aumento de la contractilidad del corazón y un aumento del CO. Hasta cierto límite fisiológico, la precarga y la contractilidad del corazón están positivamente correlacionadas. Esto explica cómo el ejercicio puede mejorar el rendimiento cardíaco.

Muchas hormonas y sustancias químicas pueden influir en la contractilidad del corazón. Se dice que los factores que aumentan la contractilidad, como la adrenalina y la tiroxina, tienen un efecto inotrópico positivo. Por el contrario, se dice que los factores que disminuyen la contractilidad, como los bloqueadores del calcio, tienen un efecto inotrópico negativo sobre el corazón.

2.3 Sistema nervioso autónomo y actividad cardíaca

El corazón está formado por los nervios autónomos de los plexos cardíacos superficial y profundo. El plexo cardíaco profundo está situado en la bifurcación de la tráquea, y el plexo cardíaco superficial está situado bajo el arco de la aorta. El sistema nervioso autónomo está formado por una cadena repetitiva de dos neuronas (la neurona presináptica y la neurona postsináptica) que va desde el sistema nervioso central hasta el corazón. Las fibras simpáticas presinápticas se ramifican desde los primeros cinco o seis segmentos torácicos de la médula espinal, entran en los troncos simpáticos y "tocan" las neuronas postsinápticas, situadas en los ganglios cervicales y torácicos superiores, iniciando un proceso de sinapsis. Las fibras de las neuronas postsinápticas se unen al plexo cardíaco y terminan en el nodo SA, el nodo AV, las fibras musculares cardíacas y las arterias coronarias.

La estimulación simpática aumenta los latidos, la contracción y la dilatación de las arterias coronarias. La inervación parasimpática del corazón la proporciona el nervio vago. Las fibras parasimpáticas presinápticas del nervio vago se unen a las fibras simpáticas postsinápticas en el plexo cardíaco. Las neuronas parasimpáticas postsinápticas se localizan en los ganglios intrínsecos (dentro de la pared del corazón) y terminan en el nodo SA, el nodo AV y las arterias coronarias. La estimulación parasimpática tiene el efecto contrario a la estimulación simpática.

2.4 Examen clínico

El examen clínico del corazón requiere varios pasos en una secuencia ordenada de inspección, palpación y auscultación, empezando por las manos del paciente. Hay que evaluar cuidadosamente el pulso (si es fuerte/débil/lento para subir), su frecuencia por minuto y su ritmo (regular o irregular). Debe evaluarse la presión venosa en las venas del cuello (presión yugular) para ayudar a comprender el estado de los fluidos; puede revelar una función cardíaca insuficiente o una valvulopatía.

La palpación de la pared anterior del tórax (precordium) permite a los médicos evaluar la fuerza del corazón: una válvula defectuosa puede percibirse como un estremecimiento, mientras que la hipertrofia del corazón puede provocar una ondulación. Hay que palpar el latido apical para asegurarse de que está donde debe estar, es decir, en la línea clavicular media en el quinto espacio intercostal.

Todos estos procedimientos forman parte de un examen clínico rutinario del corazón.

Durante el ciclo cardíaco, hay dos sonidos asociados a cada latido, que son audibles con un estetoscopio. Ambos señalan el cierre de las válvulas cardíacas: el primer sonido cardíaco (S1) representa el cierre de las válvulas mitral y tricúspide, y el segundo sonido cardíaco (S2) se genera por el cierre de las válvulas aórtica y pulmonar.

En determinados estados fisiológicos, la auscultación puede revelar otros ruidos cardíacos que pueden requerir una investigación más profunda. La escucha de cada una de las válvulas del corazón puede revelar información útil; por ejemplo, el mal funcionamiento o el estrechamiento de las válvulas provocará un sonido denominado "whooshing", que recuerda a una especie de murmullo.

Cualquier daño en el funcionamiento del corazón, como en el caso de la insuficiencia cardíaca, puede hacer que el líquido retroceda hacia los pulmones, en cuyo caso la escucha puede revelar sonidos como crepitaciones. También deben evaluarse las piernas para detectar cualquier signo de acumulación de líquido (edema periférico).

CAPÍTULO 3
Principios de la conducción eléctrica cardíaca

3.1 El aparato de conducción

El corazón se contrae de forma totalmente espontánea, manteniendo su propia cadencia. Esta actividad es posible gracias a los estímulos eléctricos originados por el corazón que forman el sistema de conducción. Este sistema consta de:

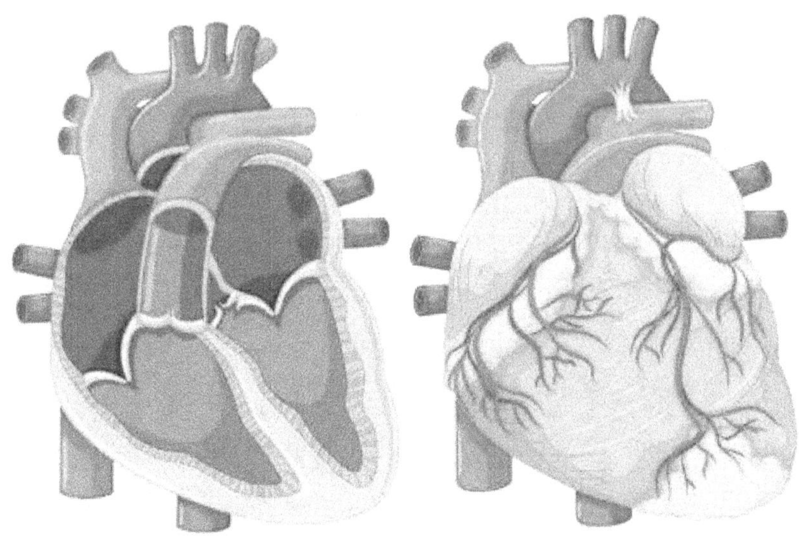

- Nodo sinusal-atrial (marcapasos fisiológico)

- Sistema de conducción intraventricular (también llamado haz de His)

- Tractos internodales (conducción auricular)

- Fibras de Purkinje

- Nodo aurículo-ventricular

Estos tejidos, algunos de los cuales se denominan nodos por su forma que recuerda a este elemento, están formados por fibras musculares que se contraen, produciendo un estímulo eléctrico que actúa sobre el corazón. Por ejemplo, las células musculares estriadas tienen la capacidad de contraerse y, como se asemejan a un marcapasos, también se las denomina "células marcapasos". Por lo tanto, el músculo cardíaco tiene la capacidad de sufrir una despolarización (un cambio en la excitación de una célula), que conduce a la contracción de las células musculares.

En el corazón, los cambios eléctricos necesarios para generar un impulso cardíaco están regulados por su sistema de conducción, que comienza con una secuencia de excitación en una zona especializada de células cardíacas, el nódulo sinoauricular (NSA), situado en la aurícula derecha. Cuando el sistema funciona correctamente, establece el ritmo cardíaco (ritmo sinusal) e inicia impulsos que actúan sobre el miocardio, estimulando la contracción cardíaca. Desde aquí, los estímulos se transmiten al tejido muscular del corazón, lo que provoca su contracción.

El impulso cardíaco pasa entonces de la NSA a las aurículas, que comienzan a contraerse, y el impulso se transmite a otra masa de células específicas, el nódulo auriculoventricular (NAV). La NAV se localiza en el tabique interauricular, una banda de tejido colocada entre la aurícula derecha e izquierda, con su función realizando una mayor conducción.

Hay un ligero retraso (de 0,1 segundos) en el impulso hacia el NAV porque las fibras del NAV son más pequeñas, lo que da tiempo a las aurículas a contraerse y vaciarse en los ventrículos antes de que se produzca la contracción ventricular. A continuación, el impulso se dirige a un gran haz de tejido especializado, el haz de His, que lo lleva a los ventrículos. El haz de His se divide en un lado derecho y otro izquierdo, aquí se encuentran las fibras de Purkinje que llegan a la parte inferior del corazón antes de subir.

Las fibras de Purkinji tienen una alta conductividad en comparación con los miocardiocitos. El nódulo sinusal establece el ritmo del corazón, que es de unos 75-80 latidos por minuto. Hay varias interferencias que pueden provocar una variación de esta frecuencia. Se puede decir que la parte simpática del sistema nervioso tiende a aumentar los latidos porque el cuerpo necesita que fluya más sangre hacia los músculos (reacción de lucha o huida), mientras que el sistema nervioso parasimpático ralentiza los latidos siguiendo el principio contrario al expuesto anteriormente. Estos estímulos eléctricos se detectan durante el examen del electrocardiograma (ECG).

3.2 Propagación del estímulo eléctrico

El corazón presenta similitudes con los músculos esqueléticos y las neuronas, así como algunas propiedades muy singulares. Al igual que la neurona, la célula miocárdica tiene una membrana negativa en reposo.

La estimulación por encima de un valor umbral induce la apertura de canales iónicos dependientes de voltaje y un flujo de cationes hacia la célula. Los iones con carga positiva que entran en la célula provocan la despolarización característica que conduce a la apertura y liberación de iones de calcio con carga positiva ($Ca2+$). Esta afluencia de calcio libre provoca la contracción muscular. Posteriormente, los canales de potasio se abren y liberan iones de potasio con carga positiva ($K+$).

Existen diferencias entre las células nodales y las ventriculares; las diferencias específicas en los canales iónicos y los mecanismos de polarización dan lugar a propiedades únicas de las células del nodo SA, especialmente las despolarizaciones espontáneas necesarias para la actividad de marcapasos del nodo SA. El ciclo de propagación del estímulo eléctrico consta de cuatro fases (más adelante veremos cada fase en detalle):

- POLARIZACIÓN: fase 4, es decir, la fase de reposo.

- DESPOLARIZACIÓN: fase 0, es decir, la activación eléctrica.

- REPOLARIZACIÓN: fases 1, 2 y 3. Es decir, el restablecimiento de la fase negativa.

- PERÍODO REFRACTARIO: el tiempo que transcurre antes de que las células se repolarizan.

Al igual que en el músculo esquelético, la membrana en reposo en la fase de polarización de las células cardíacas es de 80 milivoltios, dentro de la membrana hay más negatividad que fuera. Los iones que se encuentran fuera de la célula cuando está en reposo son el sodio (Na+) con carga positiva y el cloro (Cl-) con carga negativa, mientras que en el interior de la célula predomina el potasio (K+).

A medida que el voltaje se vuelve cada vez más positivo, se produce una despolarización debido a la apertura de los canales de sodio que permiten la entrada en la célula. Tras el periodo refractario, comienza el periodo de acción, debido a la apertura de los canales de potasio, lo que favorece el retorno de la célula a un estado negativo, también conocido como repolarización.

El calcio es otro ion fundamental con carga positiva (Ca2+), que se encuentra tanto en el exterior como en el interior de la célula, y puede formar depósitos conocidos como retículo sarcoplásmico (RS). La liberación de Ca2+ desde el RS es esencial tanto en la fase de reposo como en la de acción, debido a su importancia en el acoplamiento excitación-contracción cardíaca. Hay diferencias fisiológicas entre las células; algunas causan el potencial de acción (células marcapasos) y otras simplemente conducen la acción sin causarla.

Todas estas diferencias, incluidos sus mecanismos, se encuentran en la forma de la onda que contiene el potencial de acción. Este potencial de acción del corazón no es más que un rápido cambio de voltaje que se desprende de la membrana celular. Se debe a que los iones cargados se mueven desde el interior al exterior de la célula por medio de unas proteínas conocidas como "canales iónicos".

El potencial de acción del corazón no es el mismo que el presente en otras células con características excitables, porque no se inicia por la actividad nerviosa. De hecho, surge de células especializadas que generan el mismo potencial. En un corazón sano, estas células están situadas en la aurícula derecha y producen este potencial, cuyo objetivo es contraer la membrana de la propia célula. Así pues, la actividad de la NSA es de unos 70-100 latidos en reposo.

Cada célula del corazón está conectada eléctricamente por estructuras que permiten la penetración del potencial de acción, lo que significa que las células auriculares pueden contraerse al mismo tiempo que las ventriculares.

3.3 Fases del potencial de acción del corazón

Normalmente, el modelo más utilizado para entender el potencial de acción del corazón es el modelo del miocito ventricular, que consta de cinco fases.

Fase 4: Polarización

Esta fase se produce cuando la célula está en reposo, esta circunstancia temporal se conoce como diástole, el voltaje detectado es una constante de -80mV. El potencial de reposo es percibido por los iones que convergen en la célula y los que escapan, de manera que existe un equilibrio. La presencia de estructuras especiales llamadas "bombas" situadas en la membrana celular permite mantener una concentración constante.

Hay que decir que las células definidas como marcapasos casi nunca están completamente en reposo. De hecho, esta fase se conoce aquí como "potencial de marcapasos". En esta fase, el potencial de membrana se desplaza hacia una mayor positividad hasta alcanzar el valor umbral, hasta que es despolarizado por el potencial de acción de una célula vecina.

Fase 0: despolarización

En esta fase, se produce un cambio brusco de la tensión que llega desde la membrana celular. Esto ocurre debido al flujo de carga positiva. En las células no marcapasos, esto se debe a la activación de los canales de Na+. Estos canales se activan cuando llega un potencial de acción desde una célula vecina, a través de las uniones en gap. Cuando esto ocurre, la tensión dentro de la célula aumenta ligeramente. Si este aumento de voltaje alcanza el potencial umbral; ~-80 mV puede provocar la apertura de los canales de Na+.

Esto genera una mayor concentración de sodio en la misma célula, aumentando rápidamente el voltaje aún más (a ~+50 mV; por lo tanto, en la dirección del potencial de equilibrio del Na+). Sin embargo, si el estímulo inicial no es fuerte no se alcanza el estímulo límite, ni tampoco el estímulo de acción, este proceso se denomina; "la ley del todo o nada".

En cambio, en las células marcapasos (células NSA), el aumento del voltaje de la membrana se debe principalmente a la activación de los canales de calcio de tipo L. Estos canales también dependen de un aumento de voltaje, aunque esta vez el responsable es el potencial de marcapasos (descrito en el paso 4) o un potencial entrante. Los canales de calcio tipo L se activan hacia el final del proceso (potencial de marcapasos). Los canales de calcio de tipo L se activan más lentamente que los canales de sodio. Esto da lugar a una forma de onda más suave.

Fase 1: repolarización

En esta fase, los canales de Na+ se desactivan, el sodio de la célula se reduce y los canales de potasio se abren y cierran con bastante rapidez, lo que permite que el potasio salga, haciendo que la membrana sea negativa. Este proceso se indica mediante una entalla en la forma de onda que describe el potencial de acción. En las células marcapasos no hay una fase 1 evidente.

Fase 2: repolarización

Esta fase también se conoce como fase "plateau", debido a que el potencial de membrana permanece casi constante mientras se produce la repolarización. Esto se debe a un cierto equilibrio, los canales de potasio salen de la célula mientras que los canales de calcio tipo L permiten el movimiento de iones hacia la célula.

Se cree que los iones de calcio son los responsables del movimiento de contracción del músculo cardíaco. La circulación de estos iones permite que el potencial de membrana se mantenga constante. Esta fase es decisiva para evitar los latidos irregulares y también es responsable de la duración del propio potencial de acción. No existe una fase de plateau en los potenciales de acción de los marcapasos.

Fase 3: repolarización

En esta fase, los canales de calcio de tipo L se cierran, mientras que los canales de potasio K + permanecen abiertos. Esto asegura un flujo de salida positivo que corresponde a la fase negativa del potencial de membrana.

Esta corriente de salida positiva neta provoca la repolarización de la célula. Hay que mencionar que los canales de potasio se cierran una vez restablecido el potencial, lo que ayuda a determinar el potencial de membrana en reposo. Las propias pompas de iones se encargan de restablecer el potencial de preacción.

Esto significa que el calcio intracelular es empujado al exterior, recuerdo a este respecto que este elemento era el responsable de la contracción del miocito cardíaco. Una vez que se pierde, la propia contracción pierde fuerza y las células comienzan a relajarse, lo que conduce a la posterior relajación del músculo cardíaco.

Durante esta fase, el potencial de acción entra en repolarización. Globalmente, hay una corriente neta positiva hacia el exterior, que da por resultado un cambio negativo en el potencial de la membrana. Los mismos canales se cierran cuando el potencial de membrana vuelve al potencial de reposo, y las pompas iónicas permanecen activas durante toda la fase 4, restaurando así el estado de reposo iónico. Esto significa que el calcio utilizado para la contracción muscular es expulsado de la célula, lo que conduce a una mayor relajación muscular.

Período refractario

Las células cardíacas tienen dos periodos refractarios, el primero desde el inicio de la fase 0 hasta la mayor parte de la fase 3, esto se conoce como periodo refractario, durante el cual no es posible que la célula produzca otro tipo de potencial.

A esta etapa le sigue, hasta la tercera fase, un período conocido como período refractario, en el que se requiere un estímulo mayor para que surja un nuevo potencial de acción. Los cambios en el sodio y el potasio determinan estos dos períodos refractarios. El periodo refractario absoluto se produce cuando los canales no se abren independientemente de la fuerza del estímulo. El período refractario relativo está determinado por la fuga de iones de potasio, que hace que el potencial de membrana se vuelva negativo, este proceso restablece los canales de sodio, abriendo la etapa de inactivación, mientras que mantiene el canal cerrado. No se puede descartar un nuevo potencial de acción, aunque requiere un estímulo muy fuerte. Las células cardíacas dependen del potencial de acción y sus alteraciones pueden provocar importantes enfermedades, como arritmias cardíacas y, en algunos casos, la muerte repentina. La actividad del potencial de acción dentro del corazón también puede registrarse mediante un ECG. Consiste en varios picos que suben y bajan, básicamente despolarización cuando el voltaje es positivo y repolarización cuando ocurre lo contrario. En los siguientes capítulos veremos con detalle las características de un ECG.

CAPÍTULO 4
El electrocardiograma (ECG)

4.1 Definición y notas históricas

El electrocardiograma (ECG) consiste en la detección de la actividad eléctrica del corazón que se rastrea mediante el uso de electrodos especiales que se colocan en áreas específicas del tórax.

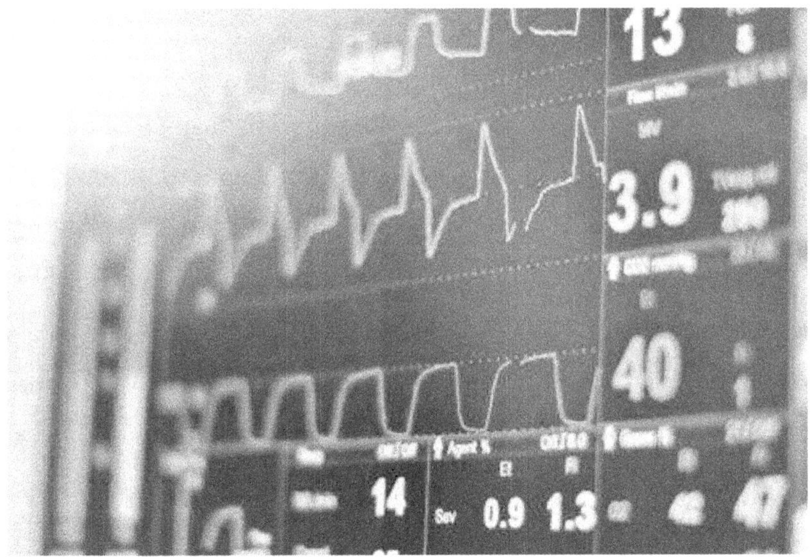

El ECG es el diagnóstico más común de las arritmias del corazón, ya que identifica las anomalías en el ritmo o el impulso eléctrico que se genera. Es importante señalar desde el principio que el ECG sólo proporciona información sobre la actividad eléctrica de nuestro corazón, no sobre la actividad mecánica. El ECG moderno fue introducido y desarrollado con la nomenclatura actual por Einthoven, y por esto se le concedió el Premio Nobel de Medicina en 1924.

Sin embargo, el primer descubrimiento, preparatorio del desarrollo del ECG, se produjo a finales del siglo XVIII en Bologna, cuando el fisiólogo italiano Luigi Galvani observó por primera vez la producción de cargas eléctricas en los nervios y músculos de la rana. Sólo un siglo después, estas observaciones se trasladaron al ser humano con el descubrimiento de que el corazón era capaz de generar impulsos eléctricos.

La primera persona que tradujo gráficamente la actividad eléctrica del corazón a través de un trazado rudimentario fue Augustus Desiré Waller en el Hospital St. Mary de Paddington (Londres). Pero no fue hasta 1911, gracias a Willem Einthoven, que este trazado se convirtió en una herramienta de aplicación clínica. Einthoven no sólo desarrolló y puso a punto el instrumento, sino que también dio origen a la nomenclatura de ondas y derivados que se conoce y utiliza hoy en día a escala internacional.

4.2 Instrumentos

El instrumento que registra y traza la señal eléctrica cardíaca se denomina electrocardiógrafo, y consta de un cuerpo central que registra la señal recogida por los electrodos colocados en el tórax, y está conectado por cables a un ordenador y a una impresora. Hoy en día, existen muchos modelos más o menos automatizados y sofisticados en el mercado.

Estos registros electrocardiográficos se trazan en un papel milimetrado específico. El papel cuadriculado que se utiliza es un soporte fundamental para el ECG, aparentemente sencillo, pero rico en información y prestaciones:

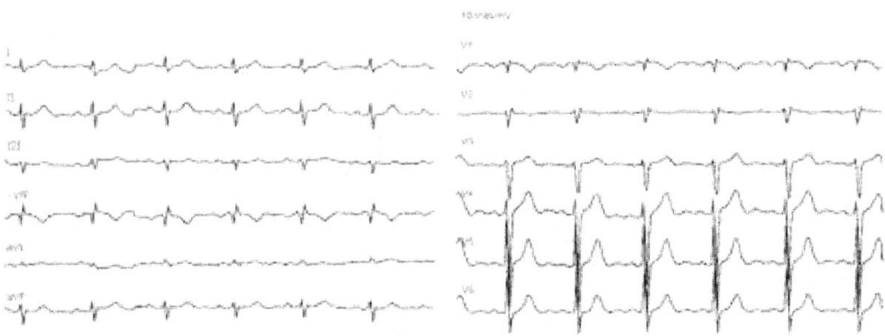

- los cuadrados pequeños miden 1x1 mm;

- los cuadrados grandes corresponden a 5 mm;

- en el eje vertical se mide la amplitud, que viene determinada por la fuerza de la señal eléctrica, y luego se expresa como tensión en miliVoltios (mV). Cada cuadrado pequeño corresponde a 0,1 mV (y por tanto, cada 10 cuadrados del tamaño de 1 cm corresponden a 1 mV);

- El eje horizontal muestra la velocidad medida en milímetros por segundo (mm/seg) de registro. Cada cuadrado corresponde aproximadamente a 0,05 segundos;

- La velocidad estándar del papel es de aproximadamente 25 mm/seg.

Estos valores representan el estándar más común utilizado en cardiología. Sin embargo, pueden modificarse para realizar evaluaciones más profundas o en contextos clínicos específicos. Por lo tanto, el papel cuadriculado está formado por muchos cuadrados pequeños, que luego se agrupan en cuadrados de 5x5. Como hemos dicho antes, un cuadrado corresponde a 0,05 segundos de registro de la actividad eléctrica.

Por último, la línea isométrica del trazado del ECG se considera el evento neutro. En otras palabras, todas las señales registradas en la parte superior de la línea pueden remontarse a unos pocos vectores cercanos al electrodo. En cambio, lo que está por debajo de la línea isoeléctrica identifica los vectores que se alejan del electrodo. Antes de registrar el trazado del CGA, siempre se recomienda realizar al menos una calibración del electrocardiógrafo para trabajar con mediciones correctas que cumplan los estándares. Generalmente, se comprueba la velocidad de deslizamiento y se realiza la calibración. Este último comienza con un botón dedicado en el electrocardiógrafo en este punto se puede ver una deflexión en la pista. La amplitud de esta deflexión debe ser igual a 1mV (por lo tanto, igual a 1 cm, igual a diez cuadrados pequeños). La señal generada por la calibración siempre debe estar presente en una pista de ECG.

El principio detrás de la medición eléctrica del corazón se lleva a cabo de esta manera; la aparición de impulsos eléctricos en el área miocárdica genera movimientos en el potencial, estos se registran a través de los electrodos. Los líquidos presentes en el organismo permiten una mayor conductividad que es detectada por los electrodos en contacto con la piel. Si se quiere entender el funcionamiento del corazón, su actividad eléctrica o hay alteraciones a investigar, la traza resulta ser la herramienta diagnóstica más adecuada.

La aparición del ECG es constante, se puede decir que varía cuando hay problemas o alteraciones en el corazón. En el camino se pueden ver signos gráficos que comúnmente se conocen como ondas, estos pueden tener un valor positivo o negativo. Su valor viene determinado por la posición, si están por encima de la línea isoeléctrica son positivos, si de lo contrario se colocan por debajo se consideran como negativos. Su alternancia genera figuras simples o complejas que tienden a repetirse en cada ciclo del corazón.

4.3 Morfología de un ECG

Hemos visto cómo la contracción del músculo cardíaco da lugar a impulsos eléctricos definidos como despolarizaciones, que luego son registrados por electrodos en contacto con la piel. Para asegurar el éxito de este examen, es importante que el sujeto permanezca en posición tumbada y sin ninguna tensión, esto es para evitar la contracción de los músculos esqueléticos y permitir la visualización de las contracciones del corazón.

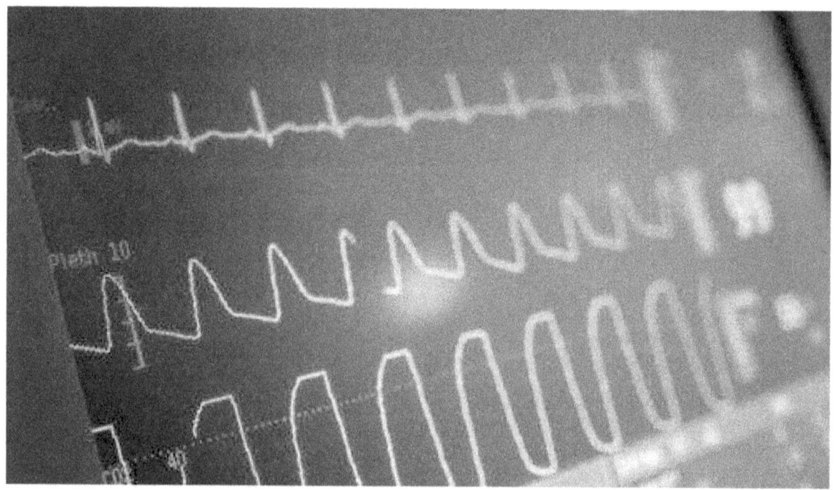

Las aurículas tienen una masa muscular pequeña y las contracciones resultantes son débiles. Estos generan una onda en el trazado que se denomina onda P. Los ventrículos tienen una masa muscular mayor y cuando se produce la contracción, se produce una onda mayor en el trazado, que se denomina complejo QRS. Cuando los ventrículos están en estado de reposo, producen lo que se conoce como una onda T en el ECG. Así, todas las fases del potencial de membrana que vimos en el capítulo anterior se registran en el trazado electrocardiográfico:

- una primera fase definida por el término despolarización;

- una fase correspondiente a la onda P visible en el trazado;

- una fase correspondiente al QRS visible en el trazado;

- una fase de repolarización correspondiente al segmento ST y a la onda T en el trazado electrocardiográfico.

Las letras utilizadas en la observación de la pista "P, Q, R, S y T", no tienen un significado relacionado con el momento de su elección, ya que se produjo de forma aleatoria por el propio Eindhoven. Las letras "P, Q, R, S y T" resultan clasificables como ondas simples; el conjunto formado por las ondas "Q, R y S" constituye un complejo y el intervalo, entre la onda S y la onda T, se llama línea ST.

En el trazado también existe la línea isoeléctrica, esta es una línea recta donde durante la medición de la actividad eléctrica se producen ondas por encima o por debajo de la misma línea, estas tendrán un carácter positivo o negativo dependiendo de su posición, todo lo que se registre por encima es positivo y todo lo que se registre por debajo es negativo. Pero veamos las características de la estructura con más detalle.

Onda P

La onda P es la primera en aparecer porque implica el período de despolarización que precede a la contracción misma. Las aurículas no tienen una contracción potente y ésta es la razón principal del pequeño tamaño de esta onda. La duración está entre 0,05 y 0,11, la amplitud es inferior a 2,5 mm. La tensión registrada oscila entre 0,01 y 0,04 mV.

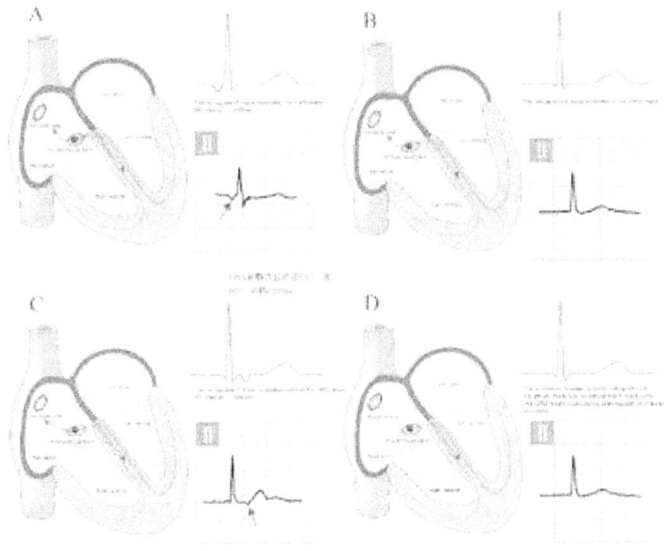

Mechanism of junctional retrograde P wave

Intervalo PQ

El intervalo PQ (también llamado intervalo PR) se calcula desde el inicio de la onda P hasta la aparición del QRS. Básicamente, representa el tiempo que tarda la onda en propagarse desde los distintos nodos hasta llegar al músculo auricular, completar su círculo y volver a comenzar.

Su duración oscila entre 0,11 y 0,20 y las variaciones dependen en gran medida de la frecuencia cardíaca. La duración del intervalo implica que se ha realizado todo el proceso; si se observa una duración demasiado corta, puede haber anomalías en la conducción de las aurículas a los ventrículos.

Complejo QRS

El complejo QRS consta de tres ondas y corresponde en el trazado a la fase de despolarización del corazón. Fisiológicamente, coincide con el momento en que el impulso eléctrico llega al nodo AV y luego se propaga a las fibras de Purkinje, pasando por el haz de His y las ramas izquierda y derecha.

- La onda Q es de naturaleza negativa; su tamaño es pequeño;

- La onda R se caracteriza por un pico alto de carácter positivo;

- La onda S tiene un carácter negativo y sus dimensiones son pequeñas.

Se mide cuando el QSR comienza y termina en el punto definido como J. Hay que tener en cuenta que cualquier anomalía a nivel de la conducción es capaz de desacelerar el propio QRS. Además de la despolarización, se produce el proceso contrario, la repolarización, que devuelve a las células a su estado inicial. Esta onda de repolarización no está presente en el trazado porque está eclipsada por el proceso del QRS.

Tracto ST

Este tracto se produce entre el final del QRS y el inicio de la onda T, coincidiendo con el punto J, por lo que durante esta fase no es posible registrar la actividad eléctrica, la máxima oscilación detectada, tanto positiva como negativa es de 1 milímetro.

Onda T

Esta onda señala el inicio de la repolarización a nivel ventricular, se produce siempre después del QRS y mantiene la misma dirección. Si está invertido respecto al complejo QRS, puede indicar un problema.

Por ejemplo, una onda T negativa con un QRS positivo se observa en pacientes que han sufrido una isquemia miocárdica reciente. Tiene un pico ligeramente redondeado y también puede tener un valor muy pequeño. Su tensión suele ser de unos 0,2-0,3mV. Después de la onda T, a veces puede haber una onda U.

Onda U

Se trata de una onda todavía poco conocida que no siempre es visible en un trazado de ECG. Se ha asociado a trastornos de la conducción y a alteraciones electrolíticas que provocan síndromes conocidos como hipo o hiperpotasemia e hipo o hipercalcemia.

Intervalo QT

Este intervalo indica el tiempo que transcurre entre el QRS y la onda T. En otras palabras, representa el proceso de la sístole eléctrica. Su duración está muy influenciada por los latidos del corazón. Por lo tanto, las frecuencias cardíacas más altas corresponden a duraciones más cortas del intervalo QT.

Por lo tanto, es necesario establecer límites normales, que se obtienen aplicando una corrección de la frecuencia cardíaca al valor absoluto. Para realizar esta corrección se suele utilizar una fórmula matemática específica denominada corrección de Bazett. En condiciones fisiológicas, los ritmos siguen estando entre 0,35 y 0,47 segundos, con valores ligeramente superiores en las mujeres que en los hombres.

4.4 Grabación de un ECG

Todas las señales eléctricas resultantes de la actividad cardíaca son registradas y recogidas por hasta cinco electrodos que se colocan en la superficie del cuerpo. De estos cinco, cuatro se colocan en cada extremidad y uno se fija mediante ventosas en el pecho en posiciones específicas conocidas como: V y que van del número uno al 6, marcados de la siguiente manera: "V1, V2, V3, V4, V5, V6". El electrocardiógrafo registra las señales eléctricas recogidas en estas posiciones y luego las informa en el trazado.

La posición de cada electrodo se calcula mediante un sistema de ejes que permite al ECG registrar todos los potenciales de conducción de la actividad cardíaca. Este sistema de ejes genera puntos precisos denominados derivaciones.

Electrodos y Derivaciones

Cada derivación registra la actividad cardíaca desde un punto de vista diferente y, por tanto, produce una imagen electrocardiográfica específica asociada a ese punto. No es necesario recordar específicamente qué electrodos corresponden a qué derivaciones, pero sí es necesario colocar los electrodos correctamente. El ECG, como veremos en los siguientes capítulos, está formado por imágenes específicas y la correcta interpretación del trazado, que debe examinarse en su conjunto, requiere que los electrodos estén colocados en los lugares adecuados.

El electrocardiograma se compone de 12 derivaciones que registran la actividad cardíaca mediante el análisis de doce puntos diferentes.

Las 12 derivaciones se dividen en:

- 6 derivaciones en la periferia de las extremidades, de las cuales 3 son unipolares y las 3 restantes bipolares 6 derivaciones precordiales en el tórax.

Las derivaciones situadas a nivel periférico se indican con las siguientes siglas: DI, DII, DIII de naturaleza bipolar aVR, aVL y aVF de naturaleza unipolar. Registran toda la actividad eléctrica mediante electrodos colocados en las extremidades (brazos y piernas) y en el tórax; cabe señalar que el electrodo colocado en la pierna izquierda es neutro.

Los cables periféricos tienen un código de colores internacional en el que cada color corresponde al punto específico donde se debe aplicar el electrodo. Los códigos son:

- Electrodo rojo: se coloca en el brazo derecho

- Electrodo amarillo: se coloca en el brazo izquierdo

- Electrodo negro: se coloca en la pierna derecha

- Electrodo verde: que debe colocarse en la pierna izquierda.

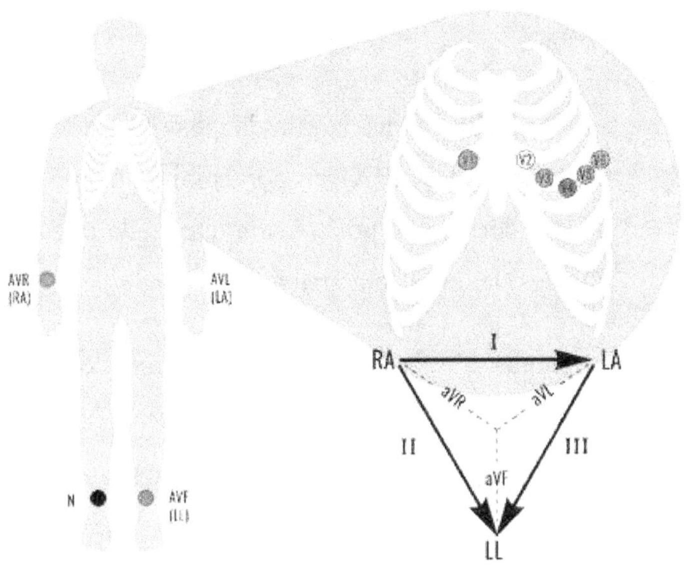

Los electrodos colocados en los brazos y la pierna derecha forman un triángulo equilátero también llamado "triángulo de Einthoven" que veremos en detalle más adelante. Se colocan en los puntos DI, DII y DIII, que son las zonas bipolares periféricas donde se colocan dos electrodos para realizar el registro.

Estos dos electrodos se definen como sigue:

- DI: Brazo derecho negativo y brazo izquierdo positivo. En el ECG en condiciones fisiológicas se trata de una derivación positiva caracterizada por una onda con una desviación hacia arriba

- DII: Pierna izquierda positiva y brazo derecho positivo. En el ECG fisiológico, es una derivación positiva caracterizada por una onda con una desviación hacia arriba

- DIII: Pierna izquierda positiva y brazo izquierdo negativo. En el ECG en condiciones fisiológicas se trata de una derivación positiva caracterizada por una onda con una desviación hacia arriba

Estos puntos "unipolares" se detectan con los mismos electrodos que se utilizan para los puntos "bipolares", pero exploran y registran la actividad eléctrica del tórax a través del triángulo de Einthoven. Se llaman unipolares porque utilizan un solo cable.

De este modo, el electrocardiógrafo registra la actividad eléctrica del corazón desde el brazo derecho, y luego desde el brazo izquierdo hasta la pierna izquierda, se conocen como; aVR, aVL, aVF en este caso la letra "a" significa "aumentada", es decir, todas las señales eléctricas registradas se amplifican; V indica el voltaje, mientras que las letras R, L y F las extremidades a las que se conectan los electrodos (brazo derecho, brazo izquierdo y pierna izquierda respectivamente).

El electrodo positivo que se coloca en el miembro se llama también electrodo "explorador", los otros dos que tienen un polo negativo se llaman "indiferentes".

Así que esquemáticamente:

- aVR: electrodo exploratorio conectado al brazo derecho y electrodo indiferente conectado al brazo y a la pierna izquierda;

- aVL: electrodo explorador vinculado al brazo izquierdo y electrodo indiferente vinculado al brazo derecho y a la pierna izquierda;

- aVF: electrodo explorador conectado a la pierna izquierda y electrodo indiferente conectado al brazo derecho e izquierdo.

En un ECG común en condiciones fisiológicas normales, las derivaciones aVL y aVF son positivas, es decir, desviadas hacia arriba. La derivación aVR es negativa (con una onda desviada hacia abajo), lo que se explica por el hecho de que el registro se realiza en sentido contrario a la dirección de la corriente que circula por el corazón en su función.

Por otro lado, las derivaciones precordiales se denominan: "V1, V2, V3, V4, V5 y V6". Estos registros se realizan mediante electrodos en el pecho con ventosas. Al igual que con los cables de las extremidades, también se utiliza el polo positivo. En concreto, los puntos:

- V1 y V2 se encuentran cerca del tabique interventricular;

- V3, V4, V5 y V6 se encuentran cerca del ventrículo izquierdo.

Los puntos V1 y V2 son predominantemente negativos porque están situados cerca de la base del corazón, precisamente en la dirección de la corriente electronegativa durante casi toda la etapa de despolarización. En cambio, las derivaciones izquierdas V5 y V6 son positivas porque los electrodos están situados cerca del ápice cardíaco, que es atravesado por la onda de corriente electropositiva durante la repolarización. Los puntos precordiales también tienen un código preciso reconocido internacionalmente que se asocia a un color:

- V1: rojo, situado en el cuarto espacio intercostal a la derecha;

- V2: amarillo, situado en el cuarto espacio intercostal hacia la izquierda;

- V3: verde, situado en el espacio entre V2 y V4;

- V4: de color marrón, situado en el quinto espacio intercostal;

- V5: negro, situado en el quinto espacio intercostal hacia la izquierda;

- V6: púrpura, situado en el quinto espacio intercostal a la izquierda.

El triángulo de Einthoven

La posición de los electrodos en los brazos y en una pierna forma lo que comúnmente se llama el triángulo de Einthoven.

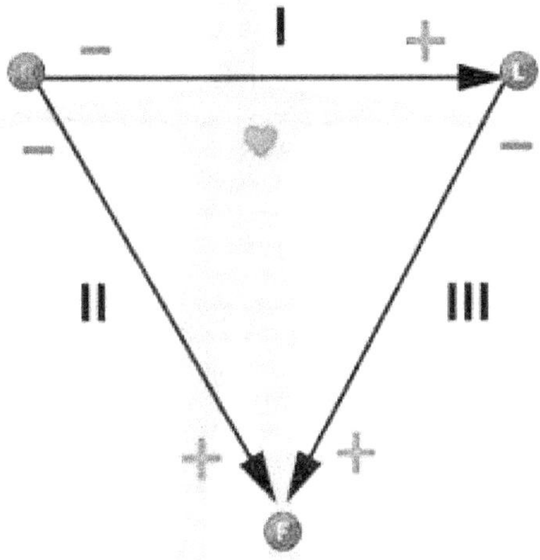

El triángulo, como se dijo anteriormente, tiene una forma equilátera, y el propio Einthoven afirmó que el corazón está en el centro de un campo eléctrico producido por el propio corazón. Por ello, el corazón es el punto central de este triángulo.

La ley de Einthoven establece que la suma de estos puntos es igual en cualquier momento y, por lo tanto, se debe utilizar un electrodo positivo. El electrodo negativo que se deriva de las otras derivaciones: "DI, DII y DIII" da una suma que es igual a cero. Estas derivaciones también se denominan "aumentadas" porque su amplitud suele aumentar un 50% respecto a las de las extremidades para poder leerlas mejor. En estas derivaciones, la actividad cardíaca se registra en el plano frontal.

Más concretamente:

- aVR no indica ningún signo particular;

- aVL registra la actividad eléctrica correspondiente a la pared lateral;

- aVF registra la actividad eléctrica correspondiente a la pared inferior.

CAPÍTULO 5
Cómo leer un ECG

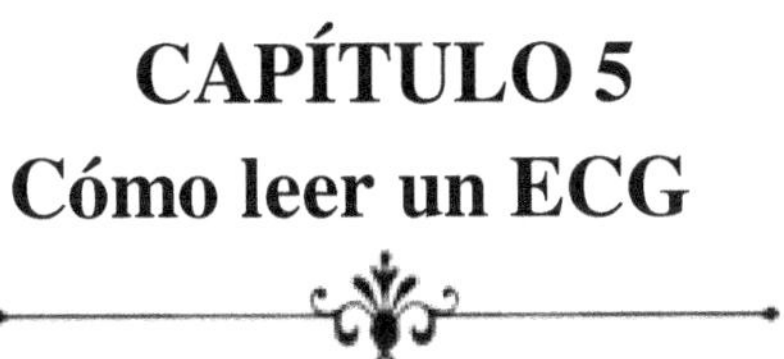

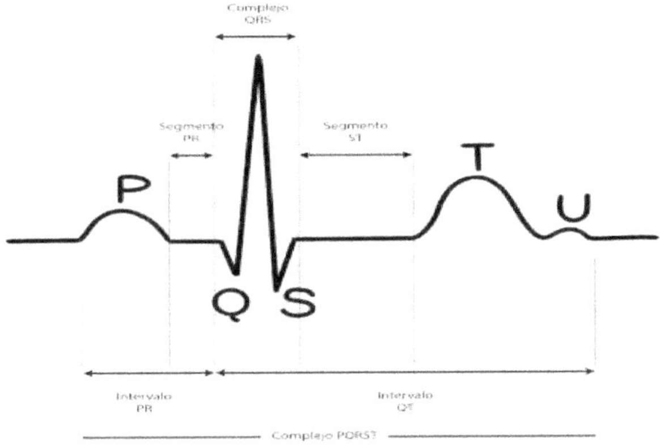

Una vez realizado el ECG, debemos ponernos en situación de leer el trazado registrado. A este fin, debemos recordar que una buena lectura no se limita a evaluar y reconocer cada estructura individual del trazo, sino que lo más importante es la capacidad de evaluar el trazo en su conjunto.

Sin embargo, esto no significa que la interpretación se preste a interpretaciones individuales y subjetivas; significa aplicar un método de lectura que, partiendo de los detalles individuales, nos lleve a una interpretación integrada y unitaria. Existe un protocolo claro y bastante normalizado de cuáles son los principales puntos y valoraciones que hay que hacer al abordar la lectura de un ECG. Específicamente, es necesario considerar: la frecuencia y el ritmo, el eje cardíaco, las ondas P y Q, los intervalos, el QRS y el complejo ST. Veamos cada componente en detalle.

5.1 Frecuencia y Ritmo

La frecuencia del corazón humano se sitúa entre 60 y 90/100 latidos por minuto, también conocidos como bpm. Cuando se supera el límite de cien latidos por minuto, se empieza a hablar de taquicardia, mientras que un valor inferior a sesenta implica bradicardia (más adelante veremos con detalle las alteraciones del ritmo y la frecuencia).

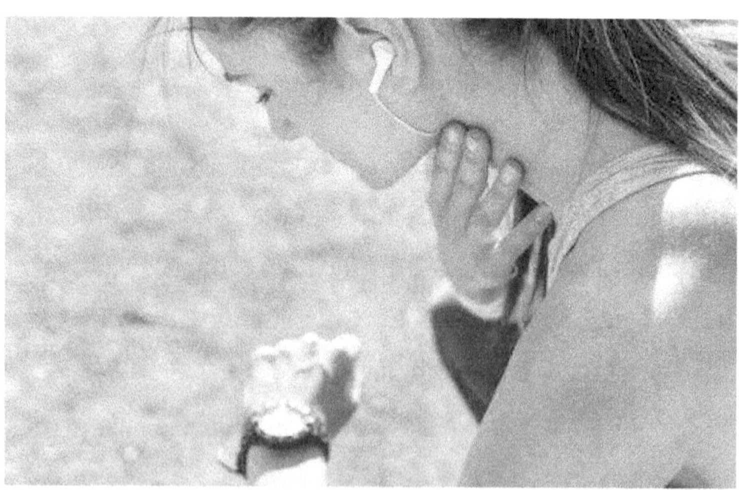

Para calcular la frecuencia cardíaca es suficiente, si no está demasiado familiarizado con los parámetros del papel cuadriculado de la pista, utilizar una simple regla y medir el tamaño de los cuadrados individuales en relación con las estructuras registradas. En ausencia de una regla, se puede aplicar lo que se conoce como el método RR. Se trata de un procedimiento sencillo pero preciso que sólo puede aplicarse a ritmos regulares.

Comienza por referenciar el QRS empezando por una onda R que tiene una línea más pronunciada. Si la onda R del siguiente complejo QRS se encuentra en la primera línea oscura (los cinco primeros cuadrados), observe que la frecuencia será de 300 lpm. Si la onda R del complejo QRS está en la segunda línea oscura (unos 10 cuadros), la frecuencia será de unos 150 lpm.

El análisis puede continuar utilizando el mismo método de detección. En la práctica, se toma como frecuencia la secuencia numérica que empieza en 300 y termina en 50 (son los intervalos: 300, 150, 100, 75, 60 y 50) y corresponde a cada línea que sigue a la primera (cada línea ocupa más o menos cinco cuadros).

Otro método consiste en contar los QRS con un intervalo de unos seis segundos y luego multiplicar el resultado por diez. Este último método sólo es válido cuando el ritmo cardíaco es regular y no anormal. En el caso de los ritmos con irregularidades, se requiere siempre una cuenta de sesenta segundos.

Un método algo más técnico consiste en dividir el número resultante, en nuestro caso 300, por el número de los bloques más grandes. Esto se debe a que el número 300 se refiere a un minuto en la pista. En definitiva, lo que nos interesa es saber si la frecuencia es lenta, rápida o normal, es decir, si estamos ante un ECG de un sujeto bradicárdico, taquicárdico o normal. El siguiente paso es determinar la regularidad del ritmo. Para ello, se puede utilizar un medidor de frecuencia o contar los espacios entre los QSR o medir la distancia entre las ondas r. Por regla general, la actividad cardíaca se considera rítmica cuando el intervalo entre las dos ondas R es regular. Puedes utilizar una hoja de papel en la que marques con un lápiz el punto exacto en el que caen las ondas R, comprobando si las siguientes caen en los mismos lugares que las anteriores. El ritmo fisiológico se llama sinusal. El impulso eléctrico generado por el corazón se origina en el nódulo "sinoauricular" con una frecuencia que oscila entre 60 y 100 latidos por minuto. Cuando el QRS está precedido por una onda p, se define como "normal". Una vez dicho esto, me gustaría destacar que no todas las arritmias se comportan de la misma manera; también existen las que tienen un ritmo constante, como el flutter auricular.

5.2 Eje eléctrico cardíaco

El eje eléctrico cardíaco es la dirección de las fuerzas eléctricas del corazón. Esta actividad eléctrica se representa mediante un vector. El eje medio del corazón está representado por la suma de los vectores que forman parte del ciclo cardíaco.

Dado que gran parte de la actividad eléctrica cardíaca está representada por el QRS, que se produce por despolarización, es posible definir el eje eléctrico medio observando este segmento específico.

Otro método, también aproximado, es tomar como referencia el pico de la onda R. Para describir el eje eléctrico cardíaco con mayor precisión, es necesario observarlo en tres dimensiones X, Y y Z. Este proceso se realiza utilizando las 12 derivaciones del eje cardíaco.

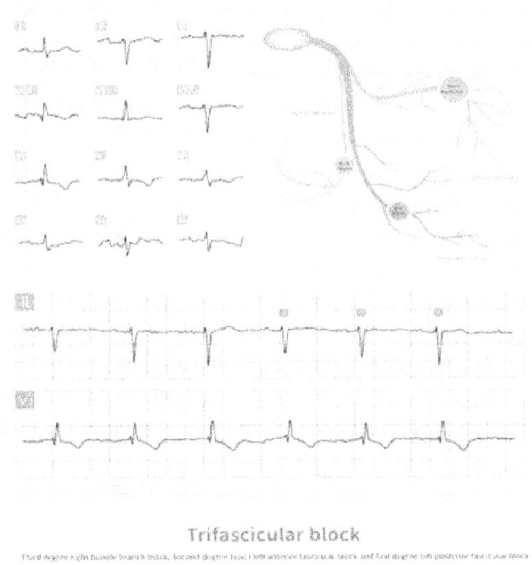

Trifascicular block

Como hemos mencionado anteriormente, una forma de definir el eje eléctrico medio es definiendo la onda R, la primera derivada y la tercera. Para ello es necesario trazar el ángulo recto a partir del eje de la derivación. A continuación, tenemos que determinar el punto en el que se produce la intersección. Y finalmente podemos dibujar un vector que represente el punto 0 en el que coincide la intersección.

La dirección de este vector proporcionará una aproximación al eje eléctrico medio de nuestro corazón. La longitud de este vector se aproximará al potencial. Otro método un poco más preciso para hacer este cálculo es sumar los potenciales QRS de una derivación, en lugar de utilizar sólo la amplitud de la onda R, la parte final del procedimiento no cambia.

Es importante tener en cuenta que nuestro cuerpo no puede considerarse un conductor perfecto, sobre todo porque los electrodos no siempre se adhieren perfectamente a la piel. Por lo tanto, los valores del electrocardiograma deben considerarse como una aproximación a la verdadera actividad eléctrica del corazón.

El examen del eje cardíaco es, por tanto, uno de los pasos más importantes en lo que a los trazados cardíacos se refieren, ya que nos da información sobre las posibles rotaciones del corazón en la cavidad torácica, que pueden ser importantes si se relacionan con la edad y la complexión de la persona, y sobre posibles discrepancias que pueden significar la presencia de múltiples enfermedades como el bloqueo de rama derecha, el bloqueo de rama izquierda, el hemibloqueo anterior izquierdo o la isquemia miocárdica (veremos más adelante los síndromes relacionados con las anomalías del ritmo).

Para comprender mejor en qué consiste el eje cardíaco, debemos representar las derivaciones del ECG como ejes situados en un mismo plano frontal, en cuyo centro se encuentra el corazón en un sistema de referencia hexaxial. A cada eje se le pueden asignar grados de 0 a 180 con un signo positivo en la mitad inferior y un signo negativo en la mitad superior. Podemos indicar las direcciones de los ejes cardíacos con líneas sólidas, mientras que podemos utilizar líneas discontinuas para indicar los ejes obtenidos al invertir los electrodos.

Para calcular la dirección aproximada del eje eléctrico, podemos considerar la derivación que tiene la mayor desviación positiva de la onda R. Es decir, para calcular el eje cardíaco, debemos tener en cuenta en el trazado la derivación en la que nuestro QRS es isoeléctrico, es decir, cuando tanto el lado positivo como el negativo son similares. Por lo tanto, el eje cardíaco será perpendicular a esta derivación.

El eje cardíaco en condiciones fisiológicas normales se sitúa entre 0 y 90. Cuando se desplaza hacia la derecha, con valores superiores a 90, nos encontramos en una condición de "desviación axial derecha", encontrada, por ejemplo, en la hipertrofia ventricular derecha. Cuando el eje cardíaco se desplaza hacia la izquierda, se habla de desviación axial izquierda. El eje toma valores negativos que van de 0 a - 90.

Desde un punto de vista fisiológico, el eje cardíaco representa la dirección vectorial de la despolarización que afecta al corazón. Sin embargo, también tiene un significado clínico: de hecho, ciertas patologías presentan una señal eléctrica específica, lo que facilita su reconocimiento, aunque sólo sea a partir del trazado, y la realización de exámenes más profundos.

El eje eléctrico en estas condiciones cubre una escala de valores entre -30° y +90°. El procedimiento más utilizado y más intuitivo para indicar el eje eléctrico del corazón es observar el QRS en dos derivaciones, la DI y la aVF, y verificar las siguientes conformaciones:

- El QRS positivo (es decir, la desviación hacia arriba) en DI y aVF equivale a un eje normal;

- Un QRS positivo en DI y negativo (es decir, desviado hacia arriba) en aVF indica un eje hacia la izquierda y, por tanto, patológico;

- Un QRS negativo en DI y positivo en aVF equivale a un eje hacia la derecha, que también es patológico;

- El QRS negativo en DI y aVF indica un eje muy desviado hacia la derecha, fuertemente patológico.

5.3 Onda P

Esta onda es la primera del ciclo cardíaco y representa la contracción eléctrica y mecánica del corazón, debido a la despolarización. Como hemos dicho antes, los dos fenómenos no son simultáneos, la onda de despolarización eléctrica precede al fenómeno de contracción mecánica en algunos milisegundos. Es una onda positiva, de tamaño pequeño y forma redondeada, que siempre precede al complejo QRS.

Cuando nos acercamos a la lectura de un ECG, el primer aspecto a comprobar es que la onda P esté presente en las derivaciones orientadas al vector eléctrico correspondiente, es decir, D2, V1, V2. Si la onda P está presente, siempre se comprueba:

1. su forma y polaridad

2. que preceda al QRS

3. su frecuencia

Si sólo uno de estos parámetros está alterado, podríamos estar en presencia de una condición patológica. Las situaciones más comunes se dan cuando:

- La onda P está presente, pero la frecuencia difiere respecto a la del QRS. En este caso, puede haber bloqueos auriculoventriculares o incluso disociación auriculoventricular;

- Si la forma o la polaridad es extraña o cambia bruscamente. Esto puede indicar un síndrome de dilatación auricular;

- Si la onda P está invertida, primero hay que valorar si está reintroducida y, por tanto, refleja un posible ritmo de unión o si es bifásica.

- Si la onda P está ausente, o parece irregular y caótica, puede hacer sospechar que se trata de una fibrilación auricular o de un ritmo de escape de la unión. También es posible que la onda P sea sustituida por otro tipo de onda conocida como onda F.

En cualquiera de las condiciones mencionadas, es una buena idea alertar a su cardiólogo y no hacer un autodiagnóstico.

5.4 Intervalo PQ

Este intervalo se calcula desde el inicio de la onda P hasta el inicio del QRS e indica el tiempo de conducción generado en el corazón, o sea, el tiempo que tarda la onda de despolarización en propagarse desde el nodo SA hasta el haz de His, pasando por el nodo AV para iniciar la despolarización ventricular. El dato importante a evaluar en esta estructura es su duración, que debe estar entre 3 y 5 mm, es decir, entre 0,12 y 0,2 ms.

Lo que podemos observar es:

• La duración total del intervalo PQ es de 3-5 mm, es decir, de 3-5 cuadrados. En este caso también debemos evaluar la morfología de esta línea

• Ya que un intervalo por debajo de esta línea podría ser un signo de ciertas enfermedades como la pericarditis o el infarto.

• Si la duración del intervalo PQ es superior a 5 mm, podría ser un signo de alerta de bloqueo auriculoventricular.

• Si la duración del intervalo PQ es inferior a 3 mm en este caso la onda delta está presente en el intervalo lo que puede indicar taquicardia.

5.5 Complejo QRS

Este conjunto de tres ondas corresponde a la fase de despolarización del ventrículo cardíaco y corresponde al momento en que el impulso eléctrico llega al nodo AV y se propaga a las fibras de Purkinje, pasando por el haz de His, provocando su contracción. Las tres ondas Q, R y S representan los macrovectores ventriculares, con ritmos negativos, positivos y negativos respectivamente.

Las tres ondas pueden no ser visibles en algunas derivaciones, en este caso nos referimos al complejo indicando sólo las ondas visibles, por ejemplo, RS, QR y otras. El primer aspecto a tener en cuenta en el QRS es, en primer lugar, su arco, que debe estar en un rango de 0,8 a 0,1ms, es decir, entre 2 y 2,5mm. Cuando la duración está dentro de estos límites, se puede decir que el impulso eléctrico se ha originado en las extremidades. Una vez comprobada la duración, pasamos a la verificación morfológica tanto del conjunto como de las ondas individuales que lo componen. En este caso podemos tener:

- un complejo QRS estrecho con ondas cerradas, indicativo de un impulso sinusal o supraventricular;

- un QRS amplio con ondas distantes, indicativo de un enfoque ventricular;

- una onda Q con una profundidad superior a 3 mm indica un infarto de miocardio en curso;

- una onda R con una altura superior a 10 mm o inferior a 5 mm indica condiciones patológicas ligadas a alteraciones de la corriente eléctrica cardíaca, ya sea en disminución o en aumento, como en el caso de la hipertrofia ventricular, que da lugar a ondas R elevadas, ya que el corazón necesita una corriente eléctrica mayor para despolarizarse correctamente.

5.6 Tracto ST

El segmento ST es la parte del trazado que comienza hacia el final del QRS (considerando la onda S o la onda final visible) y el comienzo de la onda T. Para medirla, basta con dibujar la línea isoeléctrica en el trazado utilizando una regla y un lápiz y luego comprobar las dimensiones. La línea ST puede ser:

- Normal, cuando la línea ST coincide con la línea isoeléctrica. En este caso, sin embargo, debemos tener en cuenta que la ausencia de señal eléctrica no elimina las patologías existentes, simplemente nos indica que éstas no son visibles a este examen, y siempre es recomendable realizar exámenes más profundos cuando se detectan síntomas particulares;

- Alterada si es superior a 2 mm: según que esta alteración esté por encima o por debajo de la línea isométrica, estamos ante dos situaciones clínicas diferentes, ambas patológicas. Un segmento ST elevado podría indicar una lesión en la fase inicial típica de un episodio de infarto agudo de miocardio. En cambio, en caso de isquemia se produce una desviación del segmento ST. Las alteraciones del sistema de calcio o de potasio también pueden modificar la morfología del segmento ST.

5.7 Onda T

La onda T aparece como una pequeña onda simétrica, que en condiciones fisiológicas se sitúa por encima de la línea isoeléctrica y sigue al complejo QRS. Representa la onda de repolarización de los ventrículos. Además de la morfología, es importante valorar su polaridad, que nunca debe estar invertida con respecto al complejo QRS.

Si un examen muestra un resultado negativo en todas o la mayoría de las derivaciones, cuando un examen anterior mostró un resultado positivo, podemos estar ante signos premonitorios de isquemia, especialmente si este análisis se acompaña de dolor en el pecho.

5.8 Intervalo QT

El intervalo PQ se calcula desde el inicio de la onda P hasta el inicio del complejo QRS y representa el tiempo entre la despolarización y la repolarización del corazón. En otras palabras, representa la sístole eléctrica. Su duración está muy influenciada por la frecuencia cardíaca de forma inversa. Por lo tanto, debe evaluarse en función de la frecuencia: cuanto mayor será la frecuencia cardíaca, más corto será el intervalo QT.

Sin embargo, se puede hacer un análisis preliminar analizando el intervalo entre dos ondas R-R. Si el intervalo QT es inferior a la mitad del intervalo RR, entonces estamos ante un valor QT fisiológico.

Un intervalo QT prolongado puede indicar un estado tóxico frecuentemente relacionado con la ingesta de fármacos neurolépticos. Además, predispone al riesgo de probables arritmias cardíacas, como las taquicardias ventriculares, debido al aumento del periodo refractario relativo.

CAPÍTULO 6
Alteraciones del ritmo

Hemos visto cómo la correcta realización de un ECG puede aportarnos mucha información sobre la actividad eléctrica cardíaca, tanto en condiciones fisiológicas como en presencia de disfunciones más o menos leves, que pueden derivar en patologías cardíacas graves.

Las arritmias son sin duda el área en la que el ECG es más útil. Una arritmia se define como cualquier tipo de ritmo que no puede clasificarse como sinusal. Esto significa que el impulso eléctrico cardíaco, y por tanto la onda de despolarización que le sigue, no parte del nodo sinoauricular (nodo SA). La arritmia que se forma recibe el nombre de la estructura cardíaca en la que se origina.

El campo de la arritmología es bastante amplio; en los siguientes párrafos y capítulos, sólo intentaremos aportar los principales elementos preliminares sobre el tema, dejando al interés de cada uno de ustedes el adentrarse en él con más detalle.

Cuando se habla de arritmias, es necesario comenzar con una primera y principal distinción entre bradiarritmias (o bradicardias) y taquiarritmias (o taquicardias). En el grupo de las bradiarritmias, cuyo prefijo "brady" significa lento, podemos incluir cualquier ritmo, incluido el sinusal, en el que la frecuencia ventricular media sea inferior a sesenta latidos por minuto.

El grupo de taquiarritmias, con el prefijo "taqui" que significa rápido, incluye cualquier ritmo, incluido el sinusal, en el que la frecuencia cardíaca es superior a cien latidos por minuto. A la hora de evaluar el ritmo cardíaco en presencia de arritmias, es fundamental centrarse primero en una lectura correcta del trazado del ECG, valorando las características de la onda P y su relación con el complejo QRS.

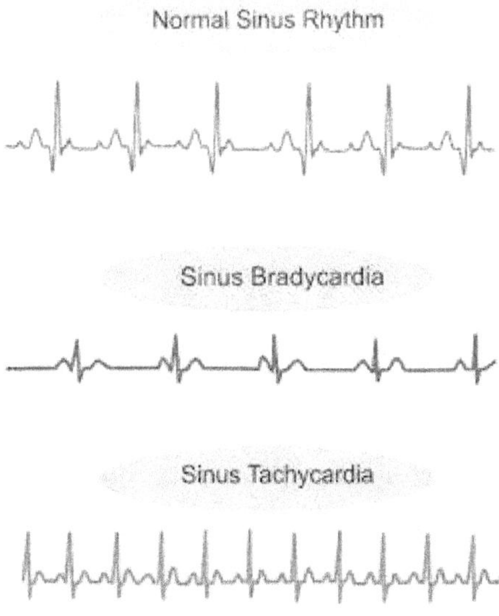

6.1 Bradiarritmias (o bradicardias)

De forma general, podemos decir que las bradiarritmias se producen como consecuencia de un mal funcionamiento de la unidad de control que regula la frecuencia cardíaca, lo que provoca una ralentización del ritmo o una falta de aceleración en situaciones en las que se requiere un mayor aporte de oxígeno, como por ejemplo durante la actividad física.

Las bradiarritmias pueden tener varias causas. El evento más frecuentemente registrado es el envejecimiento fisiopatológico del sistema de conducción cardíaco. De este modo, la patología se desarrolla de forma progresiva. Por este motivo, se recomienda realizar un ECG periódico a partir de cierta edad, para poder tomar contramedidas con antelación, antes de que se produzcan los acontecimientos que hemos descrito anteriormente relacionados con el deterioro fisiológico. En otros casos, sin embargo, la bradiarritmia es un síntoma específico relacionado con una patología orgánica subyacente, como un infarto agudo de miocardio, una enfermedad del músculo cardíaco o un problema mecánico, como el mal funcionamiento de una o varias válvulas cardíacas. En estos casos, la bradiarritmia se manifiesta de forma grave y repentina, provocando desmayos o, en casos afortunadamente menos frecuentes, se puede desencadenar una arritmia diferente que provoque la muerte súbita.

Por lo tanto, síntomas como el cansancio o la fatiga deben servir de alarma para visitar a un cardiólogo y ser examinados.

Sin embargo, en caso de desmayo repentino, hay que dirigirse inmediatamente a urgencias. A continuación analizaremos individualmente las bradiarritmias más importantes.

6.1.1 Bradicardia sinusal

Es la arritmia bradicárdica básica y se caracteriza únicamente por una disminución de la frecuencia cardíaca con un ritmo inferior a 60 latidos por minuto.

Actividad eléctrica: presente

- Frecuencia: 60 bpm

- Ritmo: intervalos R-R regulares

- Onda P: presente, con una apariencia regular en todo momento. Siempre seguido por el QRS

- Complejo QRS: de aspecto normal y ritmo regular; siempre sigue a la onda P.

- Intervalo QT: 0,04 - 0,08 segundos.

- Onda T: positiva y a continuación de cada QRS

- Segmento ST: 20 segundos

6.1.2 Bloqueos auriculoventriculares

Los bloqueos auriculoventriculares son alteraciones de la conducción del corazón. Se originan entre la aurícula y el ventrículo, donde se encuentra el nódulo auriculoventricular; al no llegar el impulso a los ventrículos, se señala esta anomalía.

Sin embargo, la presencia del marcapasos natural asegura que estos ventrículos se contraigan, aunque esto ocurra a un ritmo más lento, incluso si se produce una interrupción. En el trazado, este tiempo de conducción se mide por el tiempo que tarda la onda P en llegar al QRS. Suele evaluarse en la cabeza del DII.

Hay que tener presente que, como ya se ha dicho, la duración total de este intervalo varía fisiológicamente entre 0,12 y 0,20 segundos y está estrechamente relacionada con la propia frecuencia cardíaca. Los bloqueos auriculoventriculares suelen dividirse en tres grupos: grado I, grado II y grado III.

Bloqueo auriculoventricular de I grado

Este bloqueo se caracteriza por un aumento del tiempo de conducción, que en el trazado se nota en la extensión del intervalo PQ, que llega a ser superior a 0,20 segundos. Normalmente no se asocia a ningún síntoma y se resuelve o estabiliza espontáneamente sin ninguna acción específica.

Actividad eléctrica: presente

- Frecuencia: normal, pero podría ser más lento

- Ritmo: regular

- Onda P: presente para cada QRS, con una apariencia constante

- Complejo QRS: aspecto normal y ritmo regular; cada uno sigue siempre a una onda P

- Intervalo PR: prolongado durante más de 0,2 segundos

- Onda T: positiva y a continuación de cada QRS

Bloqueo auriculoventricular de II grado

A diferencia del bloqueo de primer grado, en el que existe un retraso relativo en el tiempo de conducción AV, en el bloqueo de segundo grado muchos de los impulsos del nodo sinoauricular no llegan a los ventrículos.

Esto puede ser una condición bastante peligrosa ya que el bloqueo parcial puede progresar a un paro cardíaco. Suele aparecer asociado a una cardiopatía previa y se produce durante un infarto agudo de miocardio. Según la gravedad, se clasifica en Mobitz I y Mobitz II. Desde el punto de vista del ECG se caracteriza por el alargamiento gradual del tracto PQ hasta la ausencia del QRS debido al retraso progresivo de los impulsos.

Actividad eléctrica: presente

- Frecuencia: normal

- Ritmo: puede ser irregular o regular

- Onda P: algunas ondas P no van acompañadas del QRS. Se estima que existe una relación de 3 o 4 ondas P por QRS

- Intervalo PR: variable en Mobitz I ya que suele alargarse hasta que el pulso llega al ventrículo, constante en Mobitz II, pero algunos de los pulsos de la onda P no son conducidos

- Complejo QRS: aspecto normal, pero menos presente en el trazado

- Onda T: normal

Bloqueo auriculoventricular de III grado

En este tipo de bloqueo, la comunicación entre el nodo y el haz de His se interrumpe de forma rutinaria, produciendo una parada a nivel de los impulsos que no hacen que los ventrículos se contraigan.

Cuando se produce esta condición, se produce una parada cardíaca, pero afortunadamente las partes del sistema de conducción mantienen su propia autonomía a nivel de descarga, por lo que, tras la parada, parten impulsos de una zona del sistema que actúan como un marcapasos natural para hacer que los ventrículos vuelvan a contraerse. Cuando esta situación se produce, es bastante grave y puede provocar una isquemia.

Desde el punto de vista del trazado del ECG, ya no habrá ninguna correlación entre las ondas P y el QRS, que seguirán cada uno tiempos y frecuencias diferentes. Mientras que los primeros mantienen una frecuencia normal, los QRS no alcanzan las 30 lpm, lo que hace que las aurículas y los ventrículos se contraigan de forma no sincronizada. En estos casos, puede generarse un síncope o una lipotimia que requiera la implantación urgente de un marcapasos.

Actividad eléctrica: presente

- Frecuencia: La frecuencia auricular es independiente de la frecuencia ventricular. La frecuencia ventricular suele ser muy lenta.

- Ritmo: Los dos ritmos de la onda P y del QRS no tienen relación entre ellos, aunque cada ritmo tomado independientemente puede ser regular.

- Onda P: presente, pero sin relación consistente con el QRS

- Intervalo PR: no medible

- Complejo QRS: depende del mecanismo presente. Puede ser normal si el mecanismo es auriculoventricular, o caracterizarse por frecuencias más bajas si el mecanismo de escape es ventricular

- Onda T: normal

6.1.3 Bloques de rama

Este bloqueo es una anomalía en el sistema de conducción eléctrica del corazón, en el que las dos ramas del haz de Hiss no logran transmitir el impulso a los ventrículos. En condiciones normales, ambas ramas conducen el impulso al mismo tiempo hasta llegar a las fibras de Purkinje, repartiéndolo a los ventrículos.

Cuando una de las dos ramas se retrasa o se bloquea, el impulso es capaz de generar la contracción de un solo ventrículo, para luego extenderse al otro, a través del tabique interventricular. Este proceso genera un desequilibrio en la despolarización de los ventrículos, que puede verse en el trazado. El retraso en la activación con respecto al otro produce una onda R de dos puntas llamada "orejas de conejo".

Cuando este evento se produce en las derivaciones V1 y V2, se denomina bloqueo de rama derecha; si se produce en las derivaciones V5 y V6, se denomina bloqueo de rama izquierda; si por el contrario se produce en las derivaciones V3 y V4, se denomina bloqueo de rama interfascicular.

Bloqueo de rama derecha

Se produce cuando hay un retraso en la conducción del potencial de acción a lo largo de la rama derecha del haz. Esto hace que el ventrículo izquierdo se despolarice más rápidamente que el derecho, desplazándose el vector de despolarización de la izquierda a la derecha.

Un bloqueo de rama derecha en una persona con una cardiopatía estructural sugiere un estado avanzado de la enfermedad, que también puede afectar a las arterias coronarias con el tiempo. También puede asociarse a una enfermedad ventricular derecha importante, como la hipertensión pulmonar, la embolia pulmonar y la cardiopatía isquémica.

En el trazado del ECG se observa mejor en la derivación V1 con una amplitud del complejo QRS mayor o igual a 0,12 segundos que tiene una onda R secundaria. En el trazado se puede observar la inflexión del ST y la inversión de la onda T.

Bloqueo de rama izquierda

Al igual del bloqueo de rama derecha, el bloqueo de rama izquierda se produce cuando hay un retraso en la conducción a lo largo de la rama izquierda, y en este caso la despolarización del ventrículo derecho se producirá más rápidamente que la del izquierdo, dirigiéndose el vector de despolarización desde la derecha hacia el ventrículo izquierdo. Esta obstrucción suele aparecer en personas con enfermedades cardíacas y también conduce a una reducción de la esperanza de vida.

El trazado del ECG tiene las mismas características que el bloqueo de rama derecha, pero resaltado en las derivaciones V5 y V6.

Actividad eléctrica: presente

- Frecuencia: normal

- Ritmo: regular

- Onda P: presente y correlacionada con el complejo QRS

- Intervalo PR: normal

- Complejo QRS: tiene una forma alargada con una onda R de dos puntas

- Onda T: puede ser invertida

6.1.4 PEA: actividad eléctrica sin pulso

Se trata de una afección extremadamente grave y se produce cuando el pulso y el gasto del corazón no son efectivos, aunque la actividad eléctrica puede verse en el trazado. En la práctica, la persona está en parada pero el ECG parece normal. En estos casos, se requiere un tratamiento de reanimación cardiopulmonar de emergencia.

6.1.5 Asistolia

En la asistolia, tanto el pulso como el gasto cardíaco resultan ausentes. Los trazos del ECG no muestran actividad eléctrica. Al igual que en el caso anterior, se requiere una reanimación cardiopulmonar de emergencia.

6.1.6 Parada Sinusal

En la parada sinusal, la actividad del nodo sinoauricular funciona de forma intermitente. Algunos de los impulsos del nodo sinoauricular dejan de transmitirse durante unos segundos, generando lo que se denomina clínicamente síncope. Puede resolverse espontáneamente con el restablecimiento del ritmo sinusal o por señalización ectópica de paso. El trazado del ECG es regular excepto en el momento de la parada.

6.2 Taquiarritmias (o taquicardias)

Las taquiarritmias incluyen todos aquellos síndromes que afectan a la conducción eléctrica cardíaca, caracterizados por una aceleración brusca y repentina de los latidos del corazón, que se alternan con fases de latido regular. En las taquicardias más leves, los síntomas se limitan a una aceleración de los latidos del corazón por encima de las 90 a 100 contracciones por minuto, mientras que en las formas más graves, las verdaderas taquiarritmias, se produce también una irregularidad del pulso. Aunque los dos términos taquicardia y taquiarritmia se utilizan a veces como sinónimos, en realidad difieren sustancialmente en sus síntomas.

Mientras que la taquicardia se caracteriza por alteraciones de la frecuencia cardíaca, que parece normal aunque haya cierta aceleración, la taquiarritmia también provoca latidos irregulares. La taquiarritmia puede agravarse y, en algunos casos, puede tener resultados dramáticos, incluso provocar la muerte.

En general, estas afecciones provocan un estado de ansiedad y malestar general, acompañado de un amplio abanico de síntomas, que se resumen en un cambio de la frecuencia cardíaca que se percibe como repentinamente acelerado.

En el diagnóstico clínico, se pueden distinguir a grandes rasgos dos tipos de taquiarritmia, en función de la parte del corazón afectada: la taquiarritmia auricular y la ventricular. Los síntomas a veces se sobreponen, aunque las consecuencias resultantes de estas arritmias pueden ser mucho más graves.

Los síntomas suelen comenzar con un estado de ansiedad y angustia graves que también se acompaña de uno o varios de los siguientes factores:

- Aumento de las palpitaciones

- Un extraño dolor en el pecho

- Una extraña sensación de opresión en el pecho

- Falta de aire acompañada de una sensación constante de falta de aire

- Aumenta la sudoración

- Siente una debilidad anormal o una sensación de fatiga general

- Pueden aparecer mareos

6.2.1 Taquicardia sinusal

Es la forma más sencilla de arritmia y se produce cuando el nivel fisiológico de la frecuencia cardíaca supera las 100 bpm. También puede observarse durante el ejercicio, pero no se considera patológico dentro de ciertos límites.

Actividad eléctrica: presente

- Frecuencia: 130bpm

- Ritmo: intervalos R-R regulares.

- Onda P: De forma normal y presente para cada complejo QRS. Puede ocurrir solo o dentro de la onda T que lo precede

- Complejo QRS: de apariencia normal

- Onda T: positiva y precedida cada vez por el complejo QRS

6.2.2 Taquicardia auricular (o supraventricular)

Como su nombre indica, se trata de una taquicardia que se origina en las aurículas y está presente tanto en los fenómenos automáticos como en los reentrantes. Se distingue por la presencia de ondas P inusuales en las derivaciones D2, D3 y aVF y una carga negativa. Su frecuencia nunca supera los 240 bpm y se sitúa muy cerca de los complejos QRS.

Actividad eléctrica: presente

- Frecuencia: 220-240bpm

- Ritmo: intervalos R-R regulares

- Onda P: forma anormal y muy cercana al complejo QRS

- Complejo QRS: de ritmo normal con una forma más bien estrecha

- Onda T: positiva y precedida cada vez por el complejo QRS

6.2.3 Taquicardia paroxística supraventricular

Junto con las taquicardias anteriores, ésta es una de las más comunes. Fisiológicamente, se altera el equilibrio de la vía de conducción entre el nodo AV y el haz de His. Normalmente, el impulso recorre las vías rápida y lenta al mismo tiempo, para volver por la vía lenta donde se detiene. Por lo tanto, el impulso sinusal llega a los ventrículos exclusivamente por la vía rápida.

Como resultado, el tiempo refractario es más largo para la vía rápida y más corto para la vía lenta. Se pueden identificar tres tipos de taquicardia supraventricular paroxística, siendo la más común la vía lenta-rápida, que representa hasta el 90% de los casos.

Por lo general, una extrasístole auricular recorre la vía rápida en el período refractario y es conducida por la vía lenta. Si entretanto la vía rápida ha completado el período refractario y ha recuperado su capacidad de conducción, podrá ser atravesada por el impulso hacia atrás y volver a la aurícula. A partir de aquí, la vía lenta se reanudará, iniciando la alteración de la taquicardia. El trazado del ECG muestra complejos QRS con frecuencias de hasta 250 bpm. Las ondas P no son visibles en el QRS o se presentan como falsos S-negativos en las derivaciones DII, DIII y aVF y falsos positivos en V1.

Actividad eléctrica: presente

- Frecuencia: 150-250bpm

- Ritmo: intervalos R-R regulares

- Onda P: se encuentra en todos los complejos QRS, pero es difícil de identificar

- Intervalo P-R: normalmente no se puede medir

- Complejo QRS: aspecto y ritmo normales

- Onda T: tiene un aspecto distorsionado debido a la presencia de ondas P en su interior

6.2.4 Taquicardia ventricular

La taquicardia ventricular es una forma muy grave de arritmia que puede degenerar en fibrilación ventricular. El pico de despolarización se localiza a nivel ventricular y se define cuando hay al menos tres o más latidos consecutivos de origen ventricular a una frecuencia superior a 100 bpm. Normalmente, la frecuencia total se sitúa entre 140 y 250 bpm.

Pueden observarse cambios morfológicos en los complejos QRS y en las ondas P, que no están relacionados con el agrandamiento del QRS. Las ondas P también pueden fusionarse con los complejos QRS, que aparecerán más estrechos. En V1 a V6 precordiales, los complejos QRS pueden tener concordancia y ser todos negativos o todos positivos.

La taquicardia ventricular también puede estar causada por otras enfermedades graves, como la cardiopatía isquémica, el infarto de miocardio o la insuficiencia cardíaca. Es importante vigilar al paciente desde los primeros síntomas, comprobando la actividad del pulso y los principales signos vitales. Si la taquicardia tiene pulso arterial, debe realizarse una maniobra de cardioversión. Si hay taquicardia ventricular sin actividad de pulso, se requiere desfibrilación.

Actividad eléctrica: presente

- Frecuencia: normalmente entre 140 y 220bpm

- Ritmo: puede ser irregular

- Onda P: ausente.

- Intervalo PR: no medible

- Complejo QRS: suele ser más amplio que la configuración

- Onda T: con polaridad opuesta al QRS

- Tracto P-Q: no evaluable

6.2.5 Flutter auricular

El flutter es otra forma de taquiarritmia supraventricular bastante grave, en la que hay un comportamiento auricular regular. En este caso, el impulso generado no parte del nodo sinoatrial sino de otras zonas de la aurícula. Las frecuencias son bastante altas y oscilan entre 240 y 300 bpm. El trazado del ECG se caracteriza por la ausencia de ondas P, que suelen ser sustituidas por la aparición de ondas F (de ahí el origen del nombre Flutter), que son bastante visibles en las derivaciones DII, DIII, aVF y V1. Las ondas F son una expresión directa de la función auricular y tienen una frecuencia entre 250 y 350 bpm.

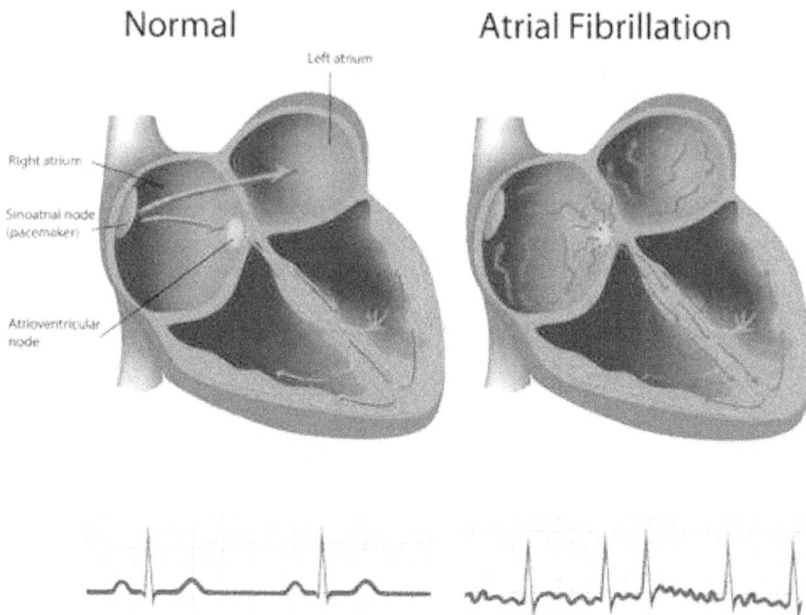

Puede asociarse a una enfermedad cardíaca y raramente se presenta en la forma idiopática. Se pueden distinguir tres tipos principales de flutter auricular:

1. Flutter auricular derecho dependiente del istmo. Es el tipo más frecuente (90%) y se caracteriza por una macroentrada en sentido contrario a las agujas del reloj o tipo común. En el trazado del ECG, se registran ondas F negativas en las derivaciones DII, DIII y aVF y bifásicas con bajo voltaje en DI y aVL, y positivas en V1.

2. Flutter auricular derecho. Este tipo de flutter es menos frecuente y tiene una mega entrada en el 10% de

los casos. En el trazado del ECG hay ondas F positivas en DII, DIII y negativas en V1.

3. Aleteo auricular izquierdo. Su incidencia es desconocida y se caracteriza por estructuras electrocardiográficas normales con desincronización a fibrilación auricular. El tipo de aleteo auricular izquierdo suele observarse en la valvulopatía mitral o tras procedimientos de ablación. En el trazado del ECG tenemos la presencia de ondas F de bajo voltaje en DII, DIII y aVF y positivas en V1.

Actividad eléctrica: presente

- Frecuencia: la frecuencia auricular se sitúa generalmente entre 250 y 400 bpm, mientras que la frecuencia ventricular se deriva del grado de bloqueo

- Ritmo: puede ser regular o irregular, según el tipo de bloqueo que se haya producido

- Onda P: ausente y sustituida por las ondas F, que son un derivado de la rapidez de la descarga eléctrica del foco auricular

- Intervalo P-R: no se puede medir

- Complejo QRS: de aspecto anormal

- Intervalo QRS: normal

- Onda T: presente, pero puede estar oculta por ondas de aleteo

- Tracto ST: no evaluable

6.2.5 Fibrilación auricular

La fibrilación auricular es esencialmente una arritmia cardíaca caracterizada por una activación auricular que no está exactamente coordinada. Esta descoordinación se traduce en un deterioro relativo de esta función.

Las ondas P, como he mencionado antes, están ausentes y en su lugar hay una ligera irregularidad en la línea isoeléctrica en el trazado. Debido a la inestabilidad de la conducción a través del nodo, también se produce un cambio de ritmo, que se vuelve irregular.

De hecho, la mayoría de los impulsos alcanzan el nodo AV cuando todavía es refractario al impulso anterior. Una activación caótica con una frecuencia de hasta 600 bpm es visible en el trazado del ECG. No se trata de una arritmia de riesgo inminente de muerte, pero se requiere tratamiento farmacológico o de cardioversión.

Las características clínicas asociadas a la fibrilación auricular son:

- Una tasa de mortalidad bastante alta

- Un mayor riesgo de accidente cerebrovascular (alrededor del 25% de los accidentes cerebrovasculares son causados por la fibrilación auricular)

- Un aumento de las hospitalizaciones

- Un deterioro sustancial de la calidad de vida en general

- Presencia de disfunción ventricular izquierda desde taquicardiopatía hasta insuficiencia cardíaca

Actividad eléctrica: presente

- Frecuencia: puede llegar a 600 bpm, pero es difícil de medir ya que las ondas "fibrilatorias" tienden a reemplazar a las ondas P. La frecuencia ventricular puede fluctuar irregularmente de bradicardia a taquicardia

- Ritmo: irregular

- Onda P: sustituida por las ondas producidas por la fibrilación, conocidas como "pequeñas ondas f"

- Intervalo PR: no se puede medir

- Complejo QRS: de apariencia normal

- Intervalo QRS: normal

- Onda T: normal

- Tracción P-Q: 20 segundos si la onda P está presente

6.2.6 Fibrilación ventricular

En la fibrilación ventricular se produce una activación caótica de los ventrículos. Hay oscilaciones más o menos marcadas de la línea isoeléctrica, que no permiten identificar complejos QRS, sino simples ondulaciones con morfología y amplitud diferentes. En este tipo de arritmia se produce una confusión general de la actividad eléctrica del corazón.

Clínicamente, es totalmente sobreponible a la parada cardíaca, ya que en ambas situaciones existe una ineficacia generalizada del corazón. Las ondas que se observan en el trazado cambian rápidamente de morfología, apareciendo inicialmente bastante grandes y luego reduciéndose gradualmente. Como la persona está en parada cardíaca y no respira, la desfibrilación es el único tratamiento viable.

Actividad eléctrica: presente

- Frecuencia: no se puede medir ya que los complejos QRS bien formados están ausentes

- Ritmo: desorganizado

- Onda P: ausente

- Intervalo PR: no medible

- Complejo QRS: caótico sin definición clara

- Onda T: no está presente

- Tracto P-Q: no evaluable

6.3 Extrasístolia

En general, las extrasístoles deben considerarse como despolarizaciones bastante prematuras de la parte auricular o ventricular. En otras palabras, se producen con la manifestación de un impulso prematuro en comparación con el ritmo habitual, es decir, la despolarización se produce en una parte del corazón antes de tiempo y esto conduce a una contracción prematura. En el ECG se pueden observar alteraciones en la onda P, mientras que el QRS suele ser normal.

Extrasístules ventriculares

Los latidos ventriculares tempranos se definen como prematuros en relación con el ritmo que puede darse en condiciones normales. Por lo tanto, el QRS tiende a ser más grande que el QRS normal y su morfología también es diferente. Puede haber rasgos unifocales, cuando todos los latidos prematuros se originan en la misma zona y, por lo tanto, tienen la misma morfología, o rasgos multifocales cuando se originan en diferentes zonas y tienen morfologías distintas.

Entre dos latidos prematuros de ciclo regular, suele haber un intervalo, denominado pausa compensatoria. La condición en la que el latido prematuro aparece después de cada latido regular se llama bigeminismo, mientras que cuando un latido prematuro aparece después de dos latidos regulares se llama trigeminismo.

Cuando aparecen dos tiempos seguidos se denomina par. La contracción y, por tanto, el gasto sistólico es menor que el inducido por un latido normal, por lo que los latidos prematuros son hemodinámicamente ineficaces.

Desde el punto de vista clínico, las extrasístoles deben ser evaluadas mediante monitorización Holter de 24 horas, y se elegirá el tratamiento más adecuado en función de sus características.

Pueden ser una señal de alerta temprana de arritmias ventriculares graves, desde taquicardia ventricular hasta fibrilación ventricular. En este último caso, hay que prestar especial atención al llamado fenómeno "R en T". Se trata de latidos tempranos, que caen en la rama ascendente o vértice de la onda T del latido anterior. Por lo general, el complejo QRS también parece no cumplir con los complejos ventriculares de la misma derivación.

Actividad eléctrica: presente

- Frecuencia: no es homogénea

- Ritmo: irregular

- Onda P: ausente

- Intervalo P-R: no medible

- Complejo QRS: alterado, generalmente más ancho que el complejo QRS normal

- Onda T: de la extrasístule ventricular suele ser opuesta al QRS

Extrasístules auriculares o supraventriculares

En este tipo de extrasístules, el complejo ventricular prematuro es similar a los otros complejos de la misma derivación. El complejo supraventricular prematuro puede ser anticipado a veces por la onda P, que, sin embargo, tiene una forma diferente de la onda sinusal. Si la extrasístule se origina completamente en las aurículas, los ventrículos son activados por el haz de His y las ramas del haz derecho e izquierdo.

Actividad eléctrica: presente

- Frecuencia: alterada

- Ritmo: irregular debido a la contracción prematura

- Onda P: ausente o presente con extraña

- PR (intervalo): puede presentarse como normal o más corto dependiendo de su origen.

- Complejo QRS: normal

- Onda T: es positiva y sigue a cada complejo QRS

6.4 Diagnósis y tratamiento de las arritmias

El diagnóstico de cada una de las bradiarritmias descritas anteriormente sólo puede realizarse con certeza y precisión mediante un registro de ECG. Sin embargo, hay que tener en cuenta que el ECG tiene una duración limitada y que, en la mayoría de los casos, la manifestación de la arritmia se produce de forma esporádica o en condiciones distintas al reposo.

Por lo tanto, siempre es una buena idea someterse a exámenes más profundos si se presentan síntomas. Una herramienta que se desarrolla a partir del ECG precisamente para abordar las limitaciones de tiempo es el ECG Holter. Se trata de una pequeña grabadora, conectada a tres o más electrodos colocados en el pecho, que registra constantemente un ECG durante un período de 24 horas.

Además del Holter, existen otros tipos de registradores que cubren intervalos de tiempo más largos, hasta pequeños dispositivos que se introducen bajo la piel y que pueden registrar los ECG hasta 2 o 3 años.

Gracias a la evolución de la tecnología médica, ya empiezan a estar disponibles instrumentos que permiten integrar los teléfonos móviles, que todos tenemos, con los sistemas de registro de ECG, con la gran ventaja de registrar el ECG en cualquier momento y enviar el trazado electrónicamente a distancia para su notificación inmediata.

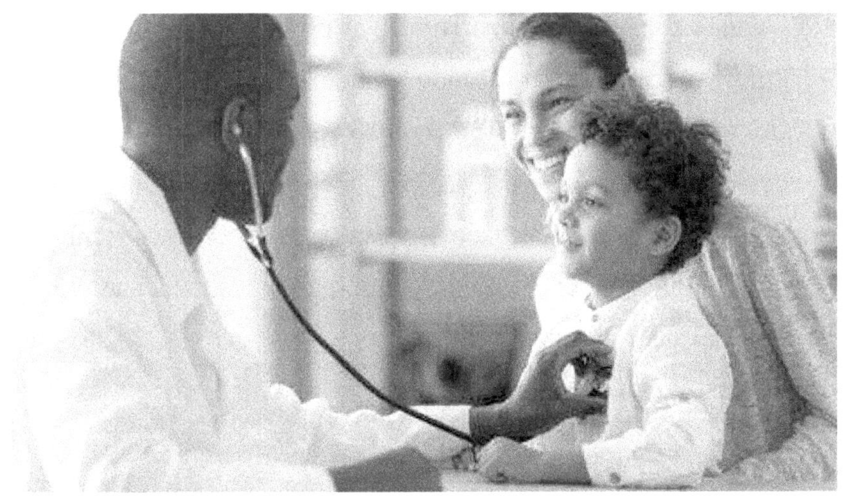

En cuanto al tratamiento de las braquiarritmias, desafortunadamente no existe actualmente ningún fármaco disponible por vía oral o por infusión. El único tratamiento eficaz por el momento es la implantación de un marcapasos. Se trata de un pequeño dispositivo, del tamaño aproximado de un reloj de pulsera. Se coloca bajo la piel ligeramente por debajo de la clavícula.

Se le conectan una o dos derivaciones, que son pequeños cables eléctricos que llegan al corazón y conectan eléctricamente el dispositivo y el órgano cardíaco. El marcapasos vigila la actividad eléctrica espontánea del corazón como un centinela y, si la frecuencia cardíaca cae por debajo de un valor específico fijado por un cardiólogo especializado en cardioestimulación, emite un pequeño impulso eléctrico que hace que el corazón se contraiga, devolviendo la frecuencia a la normalidad.

Cuando hay una taquiarritmia, el primer paso es estabilizar el ritmo del corazón, utilizando inmediatamente un desfibrilador que, gracias al fuerte estímulo, es capaz de restablecer un ritmo adecuado. Como alternativa, por consejo de un especialista, se pueden utilizar fármacos, generalmente consistentes en amiodarona y adenosina. La amiodarona es adecuada para la mayoría de las taquiarritmias, mientras que la adenosina se administra en los hospitales.

CAPÍTULO 7
ECG en condiciones patológicas

7.1 Alteraciones morfológicas

Después de haber revisado las alteraciones en un trazado de ECG durante las condiciones clínicas clasificadas como arritmias, ahora analizaremos los casos en los que las alteraciones son en la forma de las ondas y segmentos.

Analizaremos los casos de hipetrofia o agrandamiento auricular o ventricular y luego examinaremos las patologías que se asocian más clásicamente con alteraciones morfológicas de los componentes del trazado del ECG. En concreto, estudiaremos el infarto agudo de miocardio y los síndromes coronarios, distinguiéndolos en dos grandes subtipos: los que presentan elevación del ST, denominados STEMI, y los que no presentan elevación del ST, denominados NSTEMI.

Es importante decir que cuando se habla de alteraciones morfológicas del trazado del ECG, generalmente se consideran tres de sus estructuras principales: las ondas Q, los segmentos ST y las ondas T. Dependiendo de la localización de la alteración, las ondas resultantes han recibido el nombre de las principales características de la patología a la que se refieren.

7.2 Ondas de lesión

El término onda de lesión se refiere a todos aquellos casos en los que es posible observar un sobreanivelamiento del segmento ST en el trazado del ECG. Esta alteración, como hemos dicho antes, se detecta en las primeras fases del infarto agudo de miocardio (IAM) donde se observa un cierre de la arteria coronaria, clínicamente llamado STEMI.

Es muy importante saber reconocerlo porque es una alteración que se produce en las primeras fases de una IAM, y como es fácil adivinar, su diagnóstico precoz permite intervenir con prontitud abriendo el vaso ocluido. Para ser diagnosticado como una alteración, el sobrenivel del segmento ST debe tener un tamaño de un milímetro y también debe detectarse en las derivaciones periféricas cercanas.

En estos casos, el desnivel especular se registra en las pistas opuestas. Por ejemplo, si el segmento ST está sobrenivelado en las derivaciones anteriores V2 y V4 y en las derivaciones laterales I, aVL V5 y V6, existe un infranivelado recíproco en las derivaciones III y aVF.

7.3 Ondas de necrosis

Estas ondas son las que afectan a las alteraciones de las ondas Q. El tejido necrótico no produce ningún potencial de acción y las fuerzas eléctricas registradas por el electrodo por encima de la zona infartada serán reducidas o incluso nulas. En estos casos hay más actividad eléctrica que la habitual de la pared opuesta a la infartada, que se aleja del electrodo, produciendo así varias fuerzas negativas que generan la onda Q bastante grande.

Es justo decir que el tamaño de las ondas Q en asociación con un evento necrótico, como el infarto de miocardio, varía considerablemente de una persona a otra, y todavía no existe una pauta estándar para certificar su diagnóstico.

La forma más habitual de evaluar un cambio significativo en una onda Q en términos disfuncionales es un período de cuatro segundos o más asociado a una amplitud igual o superior a 1/4 de la onda R tomada en la misma derivación.

Los criterios utilizados actualmente para interpretar las ondas Q se basan en investigaciones realizadas en América y son los siguientes:

- Las ondas Q nunca deben ser alteradas significativamente en la derivación aVR

- Las ondas Q si sólo se registran en V1

- Las ondas Q en la derivación III no se examinan si no hay alteraciones en aVF y II

- Las ondas Q tienden a ser más fiables para hacer un diagnóstico de infarto si se asocian a alteraciones del segmento ST o de la onda T en la misma derivación que las ondas Q no asociadas a anomalías del segmento ST

Otro criterio comúnmente utilizado es el que se define como "aumento deficiente de la onda R". En esta situación tendremos las ondas R, que normalmente son más pequeñas en V1 y V2 y fisiológicamente aumentan su amplitud cuando se dirigen hacia el lado izquierdo del tórax, además, persisten en su tamaño sin ningún cambio o incluso disminuyen. En el infarto de miocardio, por ejemplo, pueden observarse ondas R más altas en V2 o un QS, es decir, ninguna onda R, en V2, V3 y V4.

7.4 Ondas isquémicas

A diferencia de las ondas observadas anteriormente, las ondas isquémicas son causadas por el subnivel del ST y algunas alteraciones de la onda T. Para que se consideren importantes, estas alteraciones deben producirse junto con un ataque isquémico, ya que a menudo no están relacionadas con la isquemia aguda y pueden indicar otros estados patológicos o ser consecuencia directa de la acción de determinados fármacos.

En este caso, el ECG debe considerarse como una herramienta para realizar un diagnóstico, sin olvidar analizar el cuadro completo y no sólo una parte de él. La subnivelación ST debe ser de al menos un milímetro y debe durar ocho segundos o más.

7.5 Hipertrofia auricular

La hipertrofia auricular es un engrosamiento de las paredes de las aurículas. En general, se caracteriza por una onda P positiva en las derivaciones DI, DII, aVF, V4, V5 yV6 y una onda P negativa en aVR. Puede ocurrir en una sola aurícula (derecha o izquierda) o afectar a ambas. En este último caso es correcto hablar de hipertrofia biatrial.

Hipertrofia auricular izquierda

La hipertrofia de la aurícula izquierda está causada por un aumento del trabajo en la aurícula izquierda y suele estar asociada a la hipertrofia del ventrículo izquierdo. Ambas suelen estar causadas por la hipertensión arterial, la valvulopatía aórtica o la miocardiopatía hipertrófica. También puede surgir de una estenosis o de una insuficiencia mitral.

En presencia de hipertrofia auricular izquierda, existe lo que se conoce como; P mitral, una onda P bífida en forma de M con una duración superior a 0,12seg que también es claramente visible en las derivaciones; DII, DIII y aVF con una desviación negativa en la derivación V1.

Hipertrofia auricular derecha

Esta hipertrofia suele estar causada por un exceso de presión o incluso de volumen en la aurícula derecha, que puede deberse a condiciones patológicas específicas como la embolia pulmonar o la insuficiencia de la válvula tricúspide. La hipertrofia de la aurícula derecha suele estar también asociada a la hipertensión pulmonar, y por este motivo las ondas P características resultantes se denominan también ondas P pulmonares.

En presencia de hipertrofia auricular derecha, la onda P es alta y aguda con un aumento de voltaje de más de 0,3 mV en las derivaciones DII, DIII y aVF. Suele ser positivo en la derivación V1.

Hipertrofia biatrial

El agrandamiento de las dos aurículas se manifiesta en el trazado del ECG mediante una onda P bimodal o bifásica. El aumento del voltaje es un resultado directo del agrandamiento de la aurícula derecha, mientras que el aumento de la duración se debe al agrandamiento de la aurícula izquierda. Así, en las derivaciones I y II observaremos una P puntiforme temprana, típica de la hipertrofia auricular derecha, y una P bífida, típica de la hipertrofia auricular izquierda.

En la derivación V1, en cambio, tenemos una onda P bifásica especialmente acentuada en su primera mitad, expresión de hipertrofia auricular derecha, en asociación con la posterior orientación negativa, típica de la hipertrofia auricular izquierda.

7.6 Hipertrofia ventricular izquierda

En la hipertensión ventricular izquierda, la pared ventricular está engrosada y, por lo tanto, las derivaciones izquierdas pueden tener complejos QRS significativos, especialmente en las derivaciones torácicas. En cuanto al análisis del ECG, se utilizan los siguientes criterios para diagnosticar la hipertrofia ventricular izquierda:

- Aumento de los voltajes del complejo QRS periférico, con una onda R en la derivación I y una onda S en la derivación III iguales o superiores a 2,5mV

- Aumento del voltaje en las derivaciones precordiales, con onda S en V1 y onda R en V5 y V6 igual o superior a 3,5mV

- Disfunción del tracto ST y de la onda T: tracto ST desnivelado y onda T aplanada o invertida en las derivaciones izquierdas

- Anomalías en la aurícula izquierda y en la primera cavidad, que se dilatan

- Desviación axial izquierda con eje cardíaco entre -30 y -90

La hipertrofia ventricular izquierda está causada principalmente por la hipertensión arterial, la insuficiencia de la válvula aórtica y la insuficiencia mitral. Para su correcto diagnóstico, es imprescindible combinar el registro del ECG con el análisis ecocardiográfico, que permite detectar los espesores de las paredes y los diámetros relativos de las cavidades.

7.7 Hipertrofia ventricular derecha

La hipertrofia ventricular derecha es un engrosamiento de la pared del ventrículo derecho. Esta alteración morfológica provoca una mayor despolarización con un marcado aumento de los vectores hacia el electrodo positivo.

El trazado del ECG mostrará, por tanto, un complejo QRS más positivo de lo normal en la derivación V1, acompañado de una onda R progresivamente reducida desplazada desde las derivaciones torácicas hacia la derecha y la izquierda.

Más concretamente, se observará una onda R bastante alta, que supera a la onda S, en las siguientes derivaciones V1, V4, V5 y V6. La hipertrofia ventricular derecha se asocia a las anomalías de la válvula pulmonar y a todas las condiciones que generan hipertensión pulmonar, en las que generalmente hay una carga de presión elevada.

7.8 Infarto de miocardio (IMA)

El infarto de miocardio suele clasificarse en dos subtipos diferentes:

- STEMI: cuando hay elevaciones del segmento ST

- NSTEMI: cuando hay elevaciones del segmento ST e inversiones de la onda T

La presentación clásica del ECG en un estado de infarto de miocardio se caracteriza por una elevación del segmento ST de aproximadamente un milímetro por encima de la línea isoeléctrica en al menos dos derivaciones adyacentes.

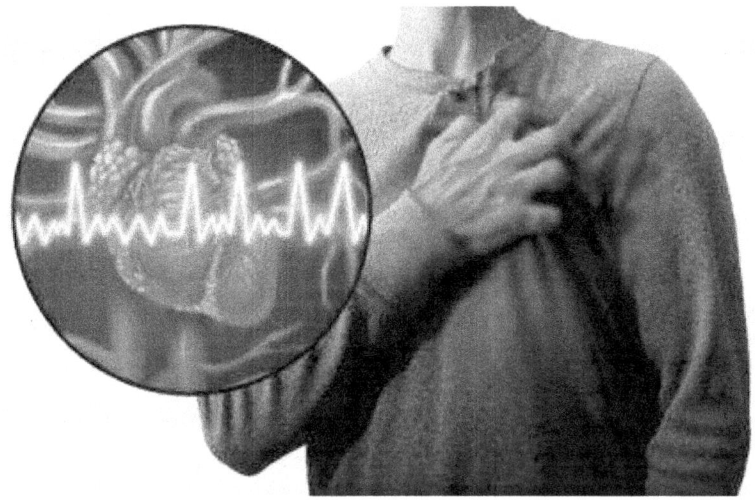

Desde un punto de vista clínico, podemos definir el infarto como la muerte de una parte del corazón, o más concretamente del lado izquierdo, causada por la falta de oxígeno normalmente debida a una obstrucción de una rama arterial coronaria. El infarto del lado derecho, aunque está documentado clínicamente, es en realidad mucho más raro. Así, fisiológicamente hablando, las células y tejidos necróticos no conducen ningún estímulo eléctrico y en las derivaciones a la zona infartada observaremos que el estímulo eléctrico se aleja de ellas.

Se deduce que los signos del ECG serán los siguientes:

- Complejo QRS negativo en las derivaciones cercanas a la zona del infarto, con una sola onda Q o como máximo un complejo QS

- Presencia de ondas Q patológicas o de ondas R más pequeñas

La onda Q es el signo de la necrosis estabilizada y generalmente aparece después de 8 o 12 horas, pero en algunos casos puede aparecer más tarde o no aparecer. Eléctricamente, indica una zona "silenciosa" y el electrodo sólo registrará la actividad de la pared opuesta. Esta onda Q, clasificada como onda de necrosis del tejido, será negativa con una duración de más de 0,04seg y una amplitud de al menos 1/3 del total del QRS.

7.8.1 Localización de los infartos de miocardio

La localización de los infartos de miocardio se diagnostica mediante el trazado del ECG teniendo en cuenta las derivaciones afectadas.

Infarto anterior

En la derivación I y en la derivación precordial, se registra el infarto anterior, generalmente determinado por la oclusión del descendiente anterior.

Infarto antero-lateral

Si la zona necrótica se produce en las derivaciones I, aVL y a veces en V5 y V6, entonces hablamos de un infarto anterolateral. Esta condición patológica puede originarse por la oclusión de la arteria coronaria o de la rama marginal, o de una rama de la arteria descendente anterior.

Infarto inferior

Los cambios del ECG en las derivaciones II, III y aVF, es decir, las derivaciones que indican conducción eléctrica de la pared inferior, definen el infarto inferior. Dado que la mayor parte de la superficie cardíaca de esta zona se apoya en el diafragma, el infarto inferior también se denomina "diafragmático". En algunos casos, la zona necrótica se extiende también a la pared cardíaca lateral y, en este caso, se observarán también cambios en el trazado del ECG en las derivaciones V5 y V6.

Infarto posterior

La diagnosis del infarto posterior es particularmente difícil porque la pared cardíaca posterior es extremadamente pequeña. Puesto que ninguna derivación de ECG estándar llega a esta pared, los cambios deben detectarse en cualquier caso de forma indirecta, a partir de los cambios especulares que pueden verse en la pared opuesta. Se registran en la derivación V1 y se caracterizan por un aumento de la onda R.

7.9 Isquemia miocárdica

La isquemia miocárdica se produce cuando el flujo coronario deja de ser adecuado para satisfacer la demanda miocárdica de sustratos metabólicos para mantener una función cardíaca adecuada. En última instancia, está causada por un aumento de la demanda de oxígeno, que puede ser el resultado de una sobrecarga miocárdica debida a una estenosis coronaria o a una trombosis aguda. En ambas condiciones, el flujo sanguíneo se reduce, lo que da lugar a un menor suministro de oxígeno.

El curso de la isquemia miocárdica se inicia con una pérdida de eficacia a nivel de los miocitos con deterioro de las pompas iónicas, lo que provoca un exceso de iones de potasio en el exterior de la célula y una acumulación de iones de sodio y calcio en el interior. En esta condición, el potencial de membrana se reduce significativamente. Esto conduce a una reducción de la fase 0 con repolarización temprana.

Ischemic Heart Disease

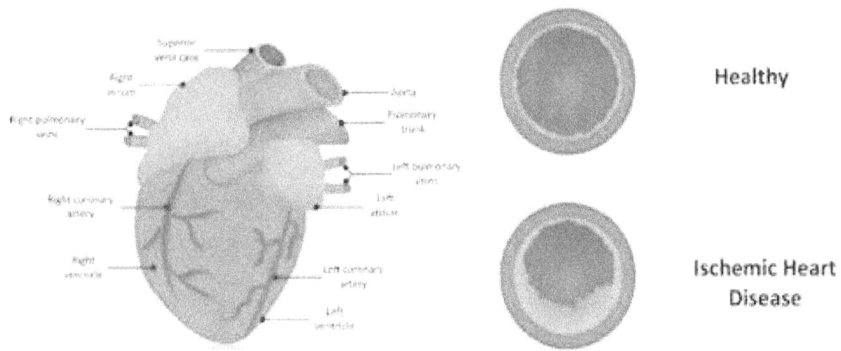

El trazado del ECG está muy influenciado por el movimiento de las cargas eléctricas entre las zonas normales y las isquémicas. Debido a la reducción de la despolarización, el tracto ST estará expuesto a una corriente de repolarización, lo que dará lugar a las siguientes características en el trazado del ECG:

- Subnivelación del tracto ST de al menos 0,1mV

- Inversión de la onda T de más de 0,2 mV de voltaje y forma simétrica en al menos dos derivaciones adyacentes

7.10 Síndrome de Brugada

Este síndrome se caracteriza por alteraciones de la actividad eléctrica del corazón sin problemas evidentes en el miocardio. Estos desórdenes se originan en una alteración de los canales de iones de sodio específicos. Desde el punto de vista del ECG, hay un cierre de rama derecha y elevación del segmento ST en las derivaciones de la pared precordial derecha. En la mayoría de los casos se trata de una enfermedad familiar, que puede presentarse asociada a la fibrilación ventricular y al infarto súbito.

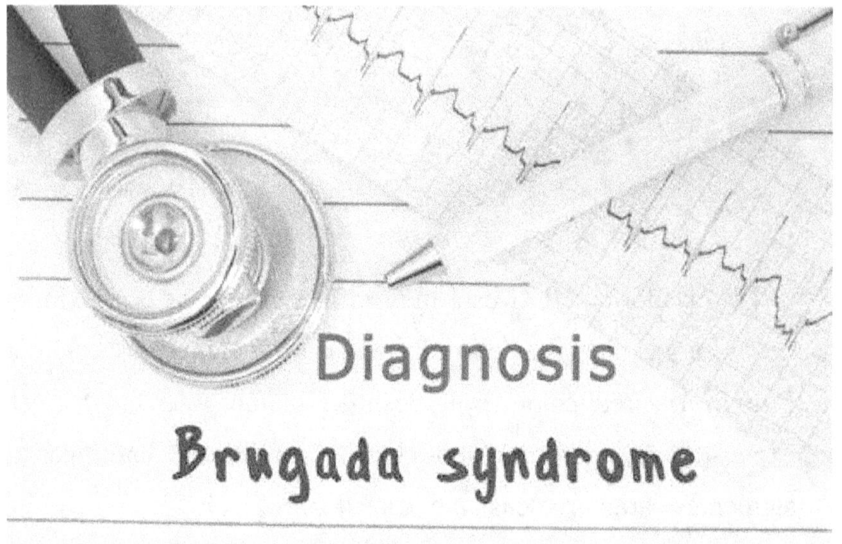

Según las características del ECG, se identifican tres tipos de síndrome de Brugada.

El tipo 1 se caracteriza por un sobrenivel del segmento ST denominado "coved type", en el que hay un prolongamiento del punto J de unos 2 mm, un descenso progresivo del ST y una onda T negativa en las derivaciones V1 y V2. En las derivaciones precordiales del lado izquierdo, la onda S está ausente o tiene una amplitud significativamente menor que la onda J en las derivaciones precordiales del lado derecho.

El tipo 2 muestra un alargamiento del punto J de al menos 2mm y un sobre-nivelamiento del tracto ST de aproximadamente un milímetro, asociado a una onda T positiva. El trazado tipo 2 característico de este síndrome puede examinarse a veces incluso en personas que no tienen ningún problema o síntoma, por lo que se recomiendan otros métodos de diagnóstico.

El tipo 3 muestra un patrón completamente superponible al tipo 2, excepto la onda T, que debe ser siempre positiva. Este tipo de trastorno también es muy común en la población sana y se considera totalmente inespecífico, a menos que evolucione al tipo 1, que representa el verdadero síndrome de Brugada.

7.11 El marcapasos quirúrgico

En muchas de las patologías mencionadas, es necesario restablecer la actividad eléctrica cardíaca normal mediante una intervención quirúrgica que permita corregir el defecto morfológico mediante la implantación de un marcapasos. Literalmente, el término significa "facilitador del ritmo" y es un instrumento artificial capaz de proporcionar un estímulo eléctrico e iniciar así el proceso de despolarización que desencadena el ciclo cardíaco.

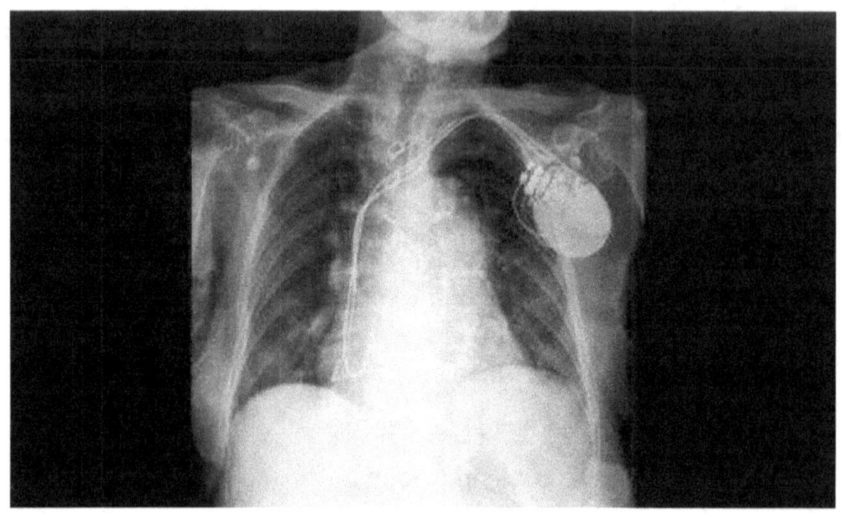

El marcapasos consiste en un aparato electrónico y un catéter de estimulación, colocado en la aurícula derecha, en el ventrículo o en ambos, que es capaz de suministrar un estímulo eléctrico que se propagará por las vías de conducción cardíacas alternativas. Esto explica por qué en un trazado de ECG con ritmo de marcapasos no encontraremos las ondas clásicas o las encontraremos con una forma y tamaño diferentes.

Un trazado de ECG con ritmo de marcapasos puede reconocerse por una o varias ondas denominadas "SPIKE", que suelen tener forma de recta y suelen analizarse mejor con otras técnicas de registro. El SPIKE aparece como una onda con una duración muy corta y una gran amplitud. Las ondas P o los complejos QRS tendrán una forma y duración alteradas debido al diferente lugar de origen del estímulo y a las diferentes vías seguidas en la propagación del mismo.

CAPÍTULO 8
Alteraciones electrolíticas

Los electrolitos son minerales contenidos en el cuerpo que tienen carga eléctrica y, por tanto, pueden generar mecanismos de conductancia eléctrica. Como hemos visto, son esenciales para los procesos de despolarización de la membrana de las células cardíacas y para el correcto equilibrio del potencial de membrana. Al tratarse de elementos eléctricos, su actividad es fácilmente observable en el trazado del ECG a través del análisis de las ondas y estructuras que hemos descrito anteriormente, así como de las disfunciones que pueden estar asociadas a condiciones patológicas.

Estas alteraciones en las concentraciones plasmáticas de electrolitos pueden provocar déficit en el proceso de repolarización, afectando al tracto ST, a la onda T y al intervalo QT. Los trastornos electrolíticos se observan con frecuencia en los pacientes cardíacos y pueden contribuir a un peor pronóstico.

Las anomalías también pueden estar relacionadas con los tratamientos y las terapias utilizadas para tratar a estos pacientes. La identificación precoz y el tratamiento oportuno para corregir estos trastornos son fundamentales para mejorar la terapia y el diagnóstico en los pacientes con enfermedades cardíacas. Los sistemas electrolíticos más importantes asociados a la función cardíaca son el potasio, el calcio, el magnesio y el sodio.

8.1 Alteraciones del potasio: hipercaliemia e hipocaliemia

La hiperpotasemia (o hipercalemia) se produce cuando el valor del potasio plasmático supera los 5,5mmol/L, y se considera grave por encima de los 6,6mmol/L. Las causas más comunes de la hiperpotasemia son variadas y van desde la insuficiencia renal, la necrosis tisular, hasta el uso de ciertos fármacos como los inhibidores de la ECA, los espartanos o los antiinflamatorios no esteroideos.

En los pacientes con hiperpotasemia pueden observarse alteraciones en el trazado del ECG, lo que permite realizar el diagnóstico junto con la dosificación de la potasemia. Si se establece el diagnóstico, es importante proteger el corazón aplicando una terapia que traslade el potasio a las células del corazón.

En el trazado del ECG es posible observar un aplanamiento de las ondas P, ondas T altas con un ligero pico, un complejo QRS más amplio y una subnivelación del segmento ST. La condición de hiperpotasemia se asocia a menudo con bradiarritmia, taquiarritmia ventricular y asistolia.

Además, a medida que aumentan los niveles de potasio en sangre, el intervalo PR se alarga y también la duración del QRS, y en los casos límite puede producirse una fibrilación ventricular.

La hipocaliemia (o hipopotasemia) se define como un nivel de potasio en sangre inferior a 3,5 mmol/L, y de forma preocupante inferior a 2,5 mmol/L. El paciente con hipocaliemia puede experimentar fatiga, calambres severos y dificultad para respirar. Se pueden observar alteraciones comunes en el trazado, como la aparición de una onda U, anomalías del segmento ST, arritmias ventriculares.

La hipocaliemia puede producir cambios evidentes en el ECG. Las más frecuentes y documentadas son: el subnivel del segmento ST, el aplanamiento de la onda T y la aparición o acentuación de la onda U, representada como la deflexión que sigue a la onda T. Después del tratamiento, las ondas U tienden a disminuir hasta desaparecer, dejando las ondas T en la proporción adecuada.

8.2 Alteraciones del calcio: hipercalcemia e hipocalcemia

La hipercalcemia es una condición muy común en pacientes con enfermedades cardíacas, tumores e hipertiroidismo. Los síntomas van desde la confusión mental y la astenia hasta la hipotensión prolongada. Los trazos del ECG de los pacientes con hipercalcemia muestran un recortamiento del intervalo QT y un ensanchamiento del complejo QRS, asociados a un aplanamiento de las ondas T.

Los niveles bajos de calcio sérico (hipercalcemia) se asocian generalmente a la insuficiencia renal, a la intoxicación por antagonistas del calcio. El trazado del ECG presenta un alargamiento del intervalo QT y negatividad de la onda T.

8.3 Alteraciones del magnesio: hipomagnesemia

La hipomagnesemia se define como una condición en la que la concentración de magnesio en plasma es inferior a 1,5 mg/dl. Se considera grave cuando los niveles séricos de este ion son inferiores a 1 mg/dl. Suele aparecer junto con otras alteraciones electrolíticas como la hipocalcemia y la hipocalcemia, que a menudo no responden a otros tratamientos. En particular, la hipomagnesemia asociada a la hipopotasemia es un importante factor de riesgo para el desarrollo de arritmias graves.

Las manifestaciones clínicas suelen incluir trastornos neuromusculares y neuropsiquiátricos. Las alteraciones del trazado del ECG incluyen el alargamiento de los intervalos PR y QT, el aplanamiento o la inversión de la onda T y la pérdida de la concavidad ascendente del segmento ST.

8.4 Alteraciones del sodio: hipernatremia e hiponatremia

En cuanto a la alteración del sodio, sólo diremos que las fluctuaciones significativas de este electrolito, sobre todo en la disminución, se asocian a problemas o patologías neurológicas graves, ya que la deficiencia resultante o el aumento significativo del agua se manifiestan primero en el líquido cefalorraquídeo.

Dado que esta afección no presenta cambios importantes en el ECG de forma precoz, pero se asocia a alteraciones en otros electrolitos, siempre es aconsejable, en el caso de otras disfunciones electrolíticas, realizar un análisis de sodio en sangre para prevenir la aparición de síntomas neurológicos graves que pueden llegar a provocar la muerte repentina.

CAPÍTULO 9
ECG en el paciente hipertenso

La hipertensión es una condición clínica, de carácter constante, en la que la presión arterial en reposo es elevada en comparación con los valores clasificados como normales. A nivel fisiológico, la presión sanguínea, o presión arterial, se define como la fuerza que ejerce la sangre contra las paredes de los vasos sanguíneos como resultado del efecto de pompa ejercido por el corazón.

Se mide en milímetros de mercurio (mmHg), con el sujeto en estado de reposo absoluto. Se suelen identificar dos valores umbral: la presión sistólica y la diastólica, que se conocen como presión máxima y mínima.

La presión sistólica indica la presión del corazón durante la contracción, mientras que la presión diastólica indica la presión sanguínea cuando el corazón se relaja. La presión fisiológica en una persona sana está entre 90 y 129 mmHg para la presión sistólica y entre 60 y 84 mmHg para la presión diastólica. Sin embargo, su valor puede variar mucho de una persona a otra en función de diversas características cardíacas y cardiovasculares, como:

- La fuerza de la contracción cardíaca

- El alcance sistólico, es decir, la sangre que sale del corazón cada vez que se contrae

- La frecuencia cardíaca, o sea, el número de latidos por minuto

- Las resistencias periféricas, vale decir, la resistencia a la circulación sanguínea causada por el estado de constricción de los pequeños vasos arteriales

- La elasticidad de la aorta y de las grandes arterias

- El volumen sanguíneo, que es el volumen total de sangre que circula por el cuerpo

La hipertensión es la causa de muerte más evitable según la OMS. La hipertensión crónica provoca un endurecimiento de las arterias que conduce a la reflexión de las ondas tempranas, lo que aumenta la presión sistólica máxima y la demanda de oxígeno del miocardio, al tiempo que disminuye el suministro de sangre al músculo cardíaco. El electrocardiograma es la principal instrumento para reconocer y diagnosticar estas alteraciones. De hecho, en los pacientes hipertensos crónicos se han observado con frecuencia varios cambios en el ECG, como hipertrofia ventricular izquierda, depresión del segmento ST, ondas T anormales, ondas Q patológicas y QRS prolongado.

La hipertensión es también el principal factor de riesgo asociado a los eventos cardiovasculares. Varios estudios científicos sugieren que la disfunción diastólica del ventrículo izquierdo puede ser la primera secuencia detectable en un ECG estándar de 12 derivaciones y puede preceder a la aparición de la hipertrofia ventricular izquierda. Ambas situaciones son manifestaciones clínicas de la hipertensión y su seguimiento continuo permite mantener el trastorno en su conjunto bajo control. El tiempo de activación ventricular, en milisegundos, en el trazado del ECG calculado desde el inicio del QRS hasta el pico observable de la onda R (que hemos visto que representa el intervalo QR) junto con las peculiaridades de la onda P, predice la disfunción diastólica y la rigidez del ventrículo izquierdo. Además, los nuevos marcadores de ECG serían herramientas adicionales para la detección precoz de la enfermedad. Hasta la fecha, el ECG sigue siendo la piedra angular del diagnóstico de la hipertrofia ventricular izquierda en la práctica clínica, porque está disponible universalmente, es técnicamente fácil de realizar y es muy específico. En las recomendaciones más recientes para el tratamiento de la hipertensión, se ha recomendado el criterio de tensión de Sokolow-Lyon como parte de cada examen de rutina para los sujetos con hipertensión.

Entre la población hipertensa asintomática, los parámetros del ECG de la disfunción diastólica se correlacionaron significativamente con el aumento de la presión arterial tanto a nivel sistólico como diastólico. La progresión de la gravedad de la disfunción diastólica también se asocia a un aumento de los valores de la presión arterial. El proceso de remodelación del miocardio comienza antes de la aparición de los síntomas, por lo que los parámetros ecográficos de la disfunción diastólica son sensibles a los cambios fisiopatológicos tempranos en el miocardio.

La insuficiencia cardíaca diastólica puede provocar manifestaciones clínicas y limitaciones en la vida cotidiana. Se calcula que unos 20 millones de pacientes de 51 países europeos presentan evidencias ecocardiográficas de disfunción diastólica. El 50% de los pacientes con insuficiencia cardíaca congestiva presentan una disfunción diastólica sin reducción de la fracción de eyección. La tasa de mortalidad de la disfunción diastólica leve es de aproximadamente el 10% en un período de cinco años y aumenta al 25% en la disfunción diastólica moderada a grave.

9.1 Hipertensión e hipertrofia ventricular izquierda: criterios del ECG

Un estudio italiano ha demostrado que el 15% de los pacientes con hipertensión de ligera a moderada presentan episodios de depresión del segmento ST durante la monitorización Holter. Pero no sólo eso. La hipertensión crónica se asocia con la prolongación del QT en el trazado del ECG y se encuentran anomalías más frecuentes en los hipertensos crónicos con hipertrofia ventricular izquierda, e inversión de la onda T.

La hipertensión a largo término provoca la hipertrofia del corazón, especialmente el agrandamiento del ventrículo izquierdo, lo que lleva a muchos resultados adversos hasta la insuficiencia cardíaca manifiesta. Por lo tanto, es necesario extremar las precauciones y concienciar a la población para mantener una presión arterial óptima desde el momento inicial del diagnóstico. Además, el seguimiento regular y la medicación son necesarios para la longevidad y el bienestar físico.

De hecho, el aumento de la masa ventricular izquierda no es el único determinante de los cambios del complejo QRS, sino que es una combinación de remodelación anatómica y eléctrica la que crea todo el espectro de prolongación de la duración del complejo QRS que se observa en los pacientes con hipertrofia ventricular izquierda. Además, la relación entre la amplitud del complejo QRS y la masa ventricular izquierda en las primeras fases de la enfermedad reveló un voltaje QRS inferior al normal. Esto se atribuye a los cambios en las propiedades electrogenéticas del miocardio en la fase inicial de la hipertrofia ventricular izquierda, lo que refuerza la teoría de que la remodelación eléctrica desempeña un papel clave y puede preceder a la remodelación anatómica detectable.

9.2 Tiempo de activación ventricular y disfunción hipertensiva

La activación comienza en el lado izquierdo del tabique interventricular aproximadamente 0,015 segundos antes que en el lado derecho. Sin embargo, debido a que la rama lateral izquierda del haz de His entra en el septo más arriba que la rama lateral derecha, el mayor grosor miocárdico del septo lateral izquierdo y la primera salida en el lado derecho están en la cavidad media del ventrículo derecho; esto facilita una activación más rápida en el septo derecho, y la primera dirección de salida del vector es esencialmente hacia la cavidad media derecha.

Esta primera onda de movimiento eléctrico es un hecho bastante importante ya que es la onda Q septal normal en las derivaciones I, aVL, V5 y V6. El ápice cardíaco se despolariza inmediatamente después del tabique ventricular derecho, lo que refleja la onda R en el trazado del ECG en las derivaciones I, II y III. La despolarización del ventrículo derecho se produce rápidamente y se completa antes que la del izquierdo debido a que la estructura muscular del ventrículo derecho es más fina que la del izquierdo. La tercera onda es la propagación de la despolarización hacia la pared del ventrículo izquierdo y coincide con la amplitud de la onda R en las derivaciones II e I y con una onda S en la III.

El tiempo de activación ventricular, o desviación intrínseca, se mide en milisegundos en el ECG desde el inicio del complejo QRS hasta el pico de la onda R (intervalo QR). Un estudio prospectivo en pacientes recién diagnosticados con hipertensión no tratada destacó el papel del tiempo de activación ventricular y la morfología/duración de la onda P en la detección de la disfunción diastólica.

Este estudio validó el retraso del tiempo de activación ventricular en un miocardio aparentemente normal desde el punto de vista estructural como único marcador del ECG para indicar el grado de rigidez del ventrículo izquierdo en la disfunción diastólica.

9.3 La onda P en la disfunción hipertensiva

La fuerza terminal de la onda P registrada en la derivación V1 se considera un marcador de ECG de nueva generación con un fuerte valor pronóstico para los eventos cardiovasculares asociados a la hipertensión. Esta fuerza se define como el producto de la amplitud de la onda P negativa en V1 (es decir, cada pequeño cuadrado medido igualmente en mm) y la duración (ms).

Un valor de referencia de la fuerza terminal de la onda P negativo mayor y/o igual a 40 mm/ms se considera un factor predictivo de insuficiencia cardíaca, de hospitalización por insuficiencia cardíaca y se asocia a un mayor riesgo de fibrilación auricular y de cardiopatía isquémica. Además, este importante marcador del ECG se asocia con eventos cerebrovasculares isquémicos y no isquémicos.

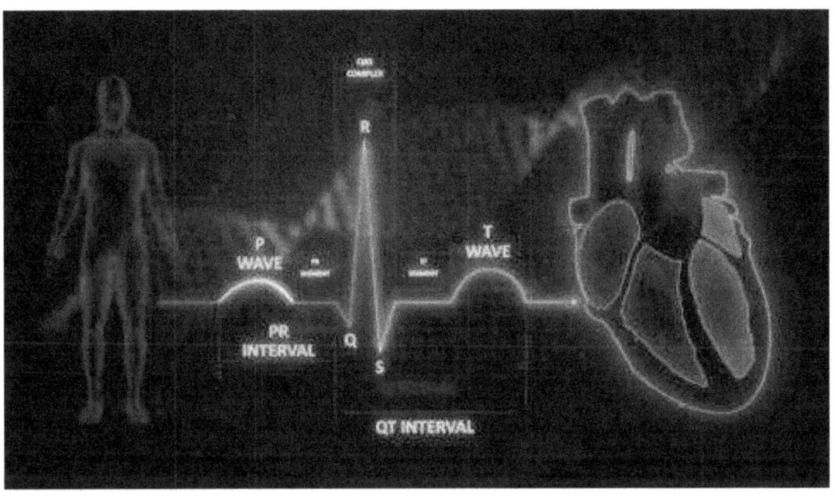

La explicación fisiopatológica de este efecto reside en el hecho de que la hipertensión está relacionada con la aparición de una disfunción diastólica debido a los cambios en la presión de la aurícula izquierda resultantes de las elevadas presiones diastólicas del ventrículo izquierdo. Estos cambios, a su vez, se transmiten a la aurícula izquierda, lo que provoca un estiramiento continuo y la formación de cicatrices en la pared cardíaca de la aurícula. Además, los cambios auriculares se producen principalmente de forma secundaria a la tensión de presión transmitida a la pared auricular debido al aumento de la resistencia en la fase inicial del llenado diastólico.

Posteriormente, la pared auricular remodelada y geométricamente alterada puede impedir la propagación del impulso eléctrico, lo que provoca un aumento del voltaje y del tiempo de conducción y las alteraciones descritas por el trazado del ECG.

Una fuerza terminal de la onda P alterada refleja estos cambios geométricos en la pared auricular en la disfunción diastólica, debido al retraso en la propagación eléctrica en el tejido auricular. La amplitud y la duración de la onda P juntas tienen mayor valor diagnóstico para evaluar la presión diastólica y la posible disfunción que la duración de la onda P sola.

Por lo tanto, la fuerza terminal de la onda P, como la relación entre su amplitud y su duración, se considera un marcador validado del ECG, gracias a una serie de estudios que han comparado los valores de este índice con los parámetros diastólicos tradicionales evaluados por ecocardiografía.

9.4 Dispersión de ondas P en la disfunción hipertensiva

La dispersión de la onda P se define como la diferencia en milisegundos entre la duración de la onda P más larga y la duración de la onda P más corta en un trazado de ECG estándar de 12 derivaciones. La dispersión de la onda P se ha estudiado ampliamente en varias condiciones cardiovasculares y no cardíacas. Actualmente, esta medida se considera un índice no invasivo útil para evaluar el riesgo de desarrollar fibrilación auricular.

En la disfunción hipertensiva, la propagación de la actividad eléctrica a través de las aurículas en los pacientes hipertensos da lugar a la acumulación de tejido cicatricial asociado a una mayor dispersión de la onda P que se correlaciona con los parámetros de deterioro de la función diastólica. Además, también se ha informado de la alteración de la dispersión de la onda P en pacientes con disfunción hipertensiva temprana.

9.5 Remodelación eléctrica en la disfunción hipertensiva

La disfunción diastólica ventricular es una manifestación cardíaca temprana de la hipertensión que precede a la detección de hipertrofia ventricular izquierda en el trazado del ECG. La remodelación eléctrica resultante de dicha disfunción repercute en la velocidad de conducción y en la propagación del pulso, generando complejos QRS de duración alterada.

Es importante destacar que los conocidos criterios de tensión del ECG en la hipertrofia ventricular izquierda, inducida por la hipertensión arterial de larga duración, no pueden identificar de forma independiente las anomalías diastólicas.

Por lo tanto, el remodelado eléctrico cardíaco puede estar asociado a una disfunción cardíaca diastólica temprana (es decir, a retrasos en la velocidad) y puede preceder a cualquier aumento de la masa ventricular izquierda y al desarrollo de hipertrofia ventricular izquierda en la hipertensión no diagnosticada.

De hecho, varios estudios científicos en pacientes hipertensos respaldan el hecho de que la disfunción diastólica se produce en una fase temprana del curso de la hipertensión y precede a la hipertrofia ventricular izquierda medible.

La importancia del diagnóstico de la disfunción cardíaca diastólica está, pues, ligada a la masiva y amplia prevalencia de la hipertensión. Dado que la hipertensión es una enfermedad asintomática e insidiosa, los signos tempranos del ECG para el remodelado eléctrico cardíaco proporcionan una gran cantidad de información para el diagnóstico de la enfermedad y de todos los cambios cardíacos relacionados en las distintas etapas de su desarrollo.

CAPÍTULO 10
Alteraciones del ECG asociadas a medicamentos y toxinas

Existen numerosas toxinas y fármacos que pueden provocar cambios en el ECG en caso de sobredosis, incluso en pacientes sin antecedentes de patología cardíaca. El diagnóstico y el manejo de los pacientes con un ECG anormal generado por una condición tóxica específica puede ser un reto incluso para los médicos experimentados. Hay que tener un conocimiento serio de la fisiología cardíaca básica para entender los cambios del ECG asociados a diversos fármacos y toxinas.

Los principales mecanismos implicados son la acción depresiva de la membrana y la acción sobre el sistema nervioso y sus lugares de acción cardiovascular (bloqueadores beta-adrenérgicos y otros inhibidores simpáticos, sustancias simpaticomiméticas, anticolinérgicas y colinomiméticas). Muchas toxinas y fármacos tienen acciones que implican más de uno de estos mecanismos, incluyendo la hipoxia y los desequilibrios electrolíticos y metabólicos, por lo que pueden causar una combinación de cambios electrocardiográficos.

En estado de reposo, la membrana celular del miocardio es impermeable a los iones de sodio (Na+) cargados positivamente. La membrana mantiene un potencial eléctrico negativo de aproximadamente 90 mV en el miocito.

La rápida interrupción de los canales de Na+ y la afluencia masiva de Na+ (fase 0 del potencial de acción que hemos encontrado a lo largo del texto) explican la despolarización en la membrana de la célula cardíaca, provocando el rápido ascenso del potencial de acción cardíaco, que se conduce a través de los ventrículos y se expresa como el complejo QRS en el trazado del ECG.

La interrupción de los canales de Na+ y la apertura transitoria de los canales de eflujo de potasio (K+) marcan el pico más alto del potencial de acción.

En la siguiente fase del potencial de acción se produce la apertura de los canales lentos de calcio (Ca2+), lo que da lugar a una entrada de iones positivos con un mantenimiento constante del potencial de membrana y la posterior contracción del corazón.

El final del proceso cíclico del corazón está marcado por el cierre de los canales de Ca2+ y el inicio de los canales de eflujo de K+, que permiten que el potencial de acción vuelva a su estado de reposo de -90 mV. Esta salida de K+ de la célula miocárdica es directamente responsable del intervalo QT en el trazado del ECG.

Durante la última fase del potencial de acción de la célula cardíaca, algunas fibras cardíacas permiten la entrada de iones de sodio en la célula, aumentando así el potencial de membrana en el estado de reposo, también conocido como despolarización diastólica espontánea. Cuando se alcanza el umbral del potencial de membrana, los canales de Na+ se abren y se genera un nuevo potencial.

La contracción del miocardio auricular y ventricular y la conducción en el sistema His-Purkinje dependen de la entrada de sodio a través de los canales de sodio rápidos durante la fase 0 del potencial de acción, mientras que la conducción en el nodo sinoauricular y en el nodo atrioventricular depende de la entrada de Ca2+ durante la fase 0 a través de los canales de Ca2+ lentos.

La actividad cardíaca está controlada, entre otros mecanismos, por el sistema nervioso autónomo. Las fibras simpáticas aumentan la frecuencia cardíaca, la velocidad de conducción del nódulo atrioventricular y la contractilidad del miocardio. La norepinefrina liberada por las fibras postganglionares provoca una interacción con los receptores beta 1 adrenérgicos cardíacos, aumentando la permeabilidad de las células al Na+ y al Ca2+, con un aumento de la contractilidad, la excitabilidad y la conducción. Las fibras parasimpáticas postganglionares inervan el nodo sinusal y el nodo auriculoventricular. La estimulación de los receptores muscarínicos mediante la liberación de acetilcolina disminuye la excitabilidad auricular y ralentiza la conducción del impulso hacia los ventrículos.

En caso de sobredosis o de exposición tóxica, las anomalías del ECG, en particular las arritmias, se producen por los efectos simpaticomiméticos directos o indirectos, los efectos anticolinérgicos, los efectos de la regulación alterada del sistema nervioso central sobre el sistema autónomo periférico y la depresión de la membrana miocárdica. La génesis de las arritmias en el paciente expuesto a una sobredosis farmacológica se basa en los mismos tres mecanismos que en el paciente isquémico: formación anormal del impulso, conducción anormal del impulso y actividad desencadenada. Los factores que contribuyen a los cambios en el ECG son la hipotensión, la hipoxia y los desequilibrios ácido-base y electrolíticos.

10.1 Fármacos y toxinas de la membrana

Las cardiotoxinas son responsables de los cambios en el ECG mediante una combinación de efectos depresores de la membrana, alteraciones autonómicas y cambios metabólicos. La gravedad de un bloqueo de la conducción inducido por una toxina varía en función de la toxina implicada y de su lugar de acción.

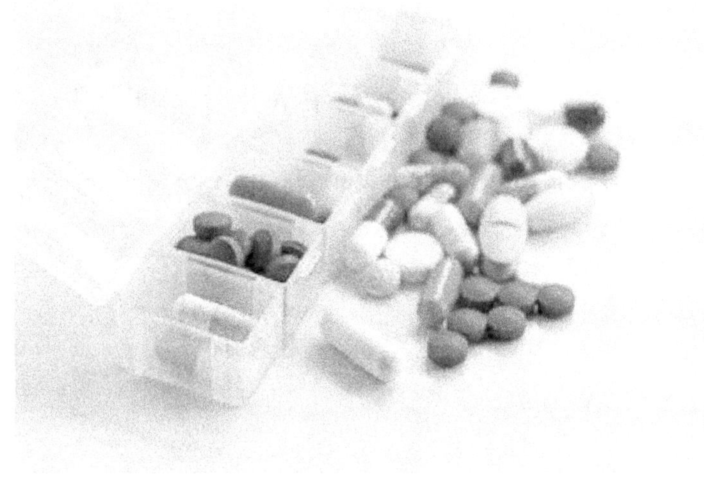

10.1.1 Bloqueadores de los canales de sodio

La inhibición de los canales rápidos de Na+ en la fase 0 del potencial de acción disminuye la velocidad de ascenso y la magnitud del potencial de acción en las fibras de Purkinje y en las células miocárdicas auriculares y ventriculares. Como resultado, el aumento de la despolarización se hace más lento y el complejo QRS se hace más amplio. En una situación toxicológica, el ensanchamiento del complejo QRS probablemente sea el resultado directo del bloqueo del canal de Na+ o el indirecto de la hipercalemia inducida por la toxina.

Los principales cambios en el ECG tras el tratamiento con bloqueadores de los canales de sodio son:

- Ampliación del complejo QRS

- Bloqueo de rama derecha

- Aumento de la onda R en la derivación aVR

- Desviación hacia la derecha del eje del QRS

- Taquicardia ventricular (TV) y fibrilación ventricular (FV); bradicardia con complejo QRS ancho

- Asistolia

- Cambios en el tracto ST y en la onda T consistentes con un síndrome isquémico

El bloqueo directo de los canales cardíacos de Na+ inducido por la toxina provocará un ensanchamiento del complejo QRS, y se ha descrito que tiene un efecto anestésico local estabilizador de la membrana. Algunos fármacos de esta categoría también pueden afectar a otras transferencias iónicas del miocardio, como la afluencia de Ca2+ y el eflujo de K+. También son posibles otras configuraciones anormales del complejo QRS. En los casos graves, la ampliación del complejo QRS llega a ser tan profunda que el origen último de la alteración del ritmo es imposible de distinguir.

La elevación de la onda R en aVR mayor o igual a 3 mm es la única variable del ECG que indica significativamente el riesgo de convulsiones y arritmias en la intoxicación aguda por antidepresivos tricíclicos. Además, puede producirse una prolongación del intervalo QT con la intoxicación por antidepresivos tricíclicos, así como una desviación hacia la derecha del eje terminal de 40 mseg y del eje QRS del plano frontal. La prolongación continua del complejo QRS puede dar lugar a un patrón sinusoidal y a una posible asistolia.

Los bloqueadores de los canales de Na+ pueden provocar una conducción intraventricular lenta, un bloqueo unidireccional y el desarrollo de un circuito de reentrada. Dado que muchos agentes bloqueadores de los canales de Na+ también tienen efectos anticolinérgicos o simpaticomiméticos, las bradiarritmias son raras.

En la intoxicación por Na+ con fármacos anticolinérgicos y simpaticomiméticos, la combinación de un complejo QRS ancho y bradicardia es un signo de intoxicación grave, lo que indica que el bloqueo del canal de Na+ es tan profundo que no se produce taquicardia, a pesar del antagonismo muscarínico clínico o el agonismo adrenérgico. Sin embargo, la bradicardia puede producirse debido a una despolarización lenta de las células marcapasos que dependen de la entrada de iones Na+.

10.1.2 Bloqueadores lentos de los canales de calcio (BCC)

Todos los BCC inhiben el canal de calcio (Ca2+) de tipo L sensible al voltaje dentro de la membrana celular. En las células marcapasos del nódulo sinoauricular y del nódulo atrioventricular, el canal iónico primario, que controla la despolarización, es el canal lento de Ca2+. Cuando se inhibe, se produce una ralentización o inhibición del tejido especializado en conducir un impulso.

Los cambios en el ECG tras estos fármacos son:

- Bradicardia sinusal

- Taquicardia refleja (por ejemplo, Nifedipino) Varios grados de bloqueo AV

- Parada sinusal con ritmo AV de unión

- Asistolia

- Complejo QRS ancho

- Cambios ST/T

En la toxicidad de los BCC, se produce inicialmente una bradicardia sinusal, seguida de diversos grados de bloqueo auriculoventricular. Puede aparecer un complejo QRS ancho, causado por ritmos de escape ventriculares o por el bloqueo del canal de Na+ inducido por los BCC, que retrasa la despolarización de la fase 0. Se han notificado transiciones repentinas de bradiarritmias a paros cardíacos.

Además, pueden producirse cambios en el ECG asociados a la isquemia cardíaca como resultado de la hipotensión y los cambios en el estado cardiovascular, especialmente en pacientes con enfermedades cardíacas preexistentes.

10.1.3 Bloqueadores de los canales de potasio hacia el exterior

Los fármacos de la categoría de bloqueadores del eflujo de K+ bloquean el flujo de salida de K+ desde los espacios intracelulares a los extracelulares. El bloqueo de las corrientes salientes de K+ puede prolongar el potencial de acción del ciclo

cardíaco. La principal manifestación electrocardiográfica es la prolongación del intervalo QT (superior a 0,45 segundos en los hombres y a 0,47 segundos en las mujeres).

El retraso en la repolarización hace que la célula miocárdica tenga menos diferencia de carga a través de su membrana, y se produce la activación de la corriente de despolarización interna (post-despolarización temprana), que se ve en el ECG como ondas U prominentes. Esto puede promover una actividad desencadenada, que puede progresar potencialmente hacia el reingreso. El bloqueo de los canales de eflujo de K+ inducido por la toxina durante la fase 3 del potencial de acción, correspondiente a la repolarización y a la prolongación del intervalo QT, puede poner en riesgo al paciente.

Cambios en el ECG asociados al efecto de los bloqueadores de los canales de potasio externos:

- Prolongación del intervalo QT

- Anomalías en las ondas T o U

- Latidos ventriculares prematuros seguidos de taquicardia sinusal

Muchos de estos fármacos tienen otros efectos que pueden provocar cambios electrocardiográficos importantes, como los antipsicóticos, que pueden provocar el bloqueo de los receptores muscarínicos de acetilcolina y alfa-adrenérgicos y el bloqueo de los canales de K+, Na+ y Ca2+ en las células cardíacas. Estos efectos provocan taquicardia sinusal (secundaria al efecto anticolinérgico) o taquicardia refleja (secundaria al bloqueo alfa-adrenérgico).

10.1.4 Bloqueadores de la ATPasa Sodio-Potasio

Los glucósidos cardíacos inhiben la bomba de adenosina trifosfatasa Na+/K+ (Na+/K+ATPasa). Como resultado, se produce una inhibición del transporte activo de Na+ y K+ a través de la membrana celular, el Na+ intracelular aumenta y el intercambiador Na+/Ca2+ se activa secundariamente. El nivel de Ca2+ intracelular aumenta y la actividad de las miofibrillas en los miocitos cardíacos se incrementa, dando lugar a un efecto inotrópico positivo y a un aumento de la automaticidad.

Los glucósidos cardíacos también aumentan el tono vagal, lo que puede provocar una depresión directa del nodo auriculoventricular. Los derivados digitálicos en dosis terapéuticas se utilizan para aumentar la contractilidad del miocardio o ralentizar la conducción auriculoventricular. Modifican el ECG con cambios conocidos como "efecto digital", que se expresan en ondas T anormales invertidas o aplanadas junto con depresión del segmento ST (más pronunciada en las derivaciones de onda R alta), acortamiento del intervalo QT (como resultado de la disminución del tiempo de repolarización ventricular), alargamiento del intervalo PR (aumento de la actividad vagal) y ondas U prominentes.

Cambios en el ECG asociados a los bloqueadores de la ATPasa de sodio-potasio:

- Actividad estimulante: latidos prematuros auriculares y de unión, taquicardia auricular, flutter auricular (poco frecuente), ritmos de unión acelerados

- Actividad supresora: bradicardia sinusal, bloqueo sinoauricular, bloqueo auriculoventricular, bloqueos de rama

- Combinación de éstas: taquicardia auricular con bloqueo aurículo-ventricular, bradicardia sinusal con taquicardia de la unión

Las anomalías electrocardiográficas con la toxicidad de los glucósidos cardíacos son el resultado de un aumento de la automaticidad (por un aumento del Ca2+ intracelular) acompañado de una conducción lenta a través del nodo auriculoventricular. En el 10%-15% de los casos, los ritmos ectópicos serán el primer signo de intoxicación. El bloqueo auriculoventricular o el aumento de la automaticidad ventricular son las manifestaciones más comunes de la toxicidad de la digoxina y se ha demostrado que se producen en el 30% al 40% de los casos de toxicidad verificados.

Las arritmias inespecíficas consisten en contracciones ventriculares prematuras (especialmente bigeminales y multiformes), bloqueo auriculoventricular de primer, segundo y tercer grado, bradicardia sinusal, taquicardia sinusal, bloqueo o parada sinoauricular, fibrilación auricular con respuesta ventricular lenta, taquicardia auricular, ritmo de escape de la unión y disociación auriculoventricular.

10.2 Fármacos y toxinas que actúan sobre el sistema nervioso autónomo

En la intoxicación aguda, los cambios en el ECG, especialmente las arritmias, pueden explicarse por los efectos simpaticomiméticos directos o indirectos, los efectos anticolinérgicos y los efectos de la alteración de la regulación del sistema nervioso central (SNC) de la actividad autonómica periférica. Las fibras simpáticas inervan la mayor parte del corazón.

Las fibras postganglionares liberan norepinefrina, que interactúa con los receptores adrenérgicos beta 1 cardíacos para aumentar la permeabilidad al Na+ y al Ca2+, lo que provoca un aumento de la excitabilidad, la conducción y la contractilidad. Las fibras postganglionares vagales parasimpáticas liberan localmente acetilcolina. La estimulación vaginal de los receptores muscarínicos disminuye principalmente la excitabilidad en las aurículas, y ralentiza la conducción del impulso en los ventrículos hasta un bloqueo completo de la transmisión en el nodo auriculoventricular, con modestos efectos directos sobre la contractilidad.

10.2.1 Bloqueadores beta-adrenérgicos (BB)

Los BBs inhiben competitivamente varios receptores β-adrenérgicos. Pueden causar bradicardia sinusal en sujetos predispuestos. La intoxicación con compuestos puramente anticolinérgicos produce arritmias graves, especialmente en pacientes con cardiopatía isquémica subyacente (por ejemplo, taquicardia auricular). En la sobredosis aguda de BB, los efectos más pronunciados son la bradicardia (por la disminución de la función del nodo sinoauricular), diversos grados de bloqueo auriculoventricular e hipotensión. La inhibición del sistema de conducción suele causar un bloqueo auriculoventricular de primer grado, pero niveles más altos de toxicidad pueden promover un bloqueo auriculoventricular de segundo y tercer grado, ritmos de unión y retrasos en la conducción intraventricular.

Se sabe que tres betabloqueantes prolongan los intervalos QTc: Sotalol, Propranolol y Acebutolol. El sotalol bloquea los canales de K+, prolongando así el potencial de acción y la duración de la repolarización. La prolongación del intervalo QTc predispone al paciente a taquiarritmias ventriculares, que se han descrito tanto tras una sobredosis de Sotalol como tras su administración terapéutica. La sobredosis de propranolol ha causado en raras ocasiones una prolongación del QT.

Estos fármacos se utilizan por su acción antihipertensiva, explicada por sus efectos agonistas alfa 2 adrenérgicos centrales y periféricos. En caso de sobredosis aguda, provocan cambios en el ECG, junto con hipotensión e insuficiencia cardíaca. Se han descrito paros cardíacos en adultos con intoxicación por clonidina. Los descongestionantes de venta libre suelen contener derivados de la imidazolina (nazolina, tetrahidrozolina, oximetazolina y xilometazolina), y pueden causar toxicidad sistémica tras la exposición tópica o la ingestión, con efectos simpaticolíticos, como bradiarritmias e hipotensión, relacionados con la estimulación central de los receptores alfa 2 adrenérgicos y de imidazolina.

10.2.2 Toxicidad simpaticomimética

La hiperactividad simpática puede ser causada por una variedad de drogas y tóxicos como las drogas ilícitas y los disolventes de hidrocarburos, pero también por los síndromes de abstinencia de los fármacos sedantes. Los cambios típicos del ECG son taquicardia sinusal y auricular, y ocasionalmente disritmias ventriculares (en exposiciones masivas). La taquicardia sinusal puede ser la primera manifestación de la exposición a un simpaticomimético.

Ya sea como resultado de un exceso de catecolaminas circulantes observado con la cocaína y los simpaticomiméticos, o de una sensibilización miocárdica secundaria a los hidrocarburos halogenados o a la hormona tiroidea, o de un aumento de la actividad de los segundos mensajeros secundario a la teofilina, los efectos ionotrópicos y cronotrópicos extremos provocan arritmias.

La alteración de la repolarización, el aumento de las concentraciones intracelulares de Ca2+ o la isquemia miocárdica pueden provocar arritmias. Además, la cocaína, que produce isquemia miocárdica focal, puede provocar arritmias ventriculares malignas. En dosis elevadas, junto con su potente acción simpaticomimética, la cocaína bloquea los canales rápidos de Na+ en el miocardio, lo que provoca una depresión de la despolarización y una ralentización de la velocidad de conducción, que se manifiesta en el ECG por la prolongación de los intervalos PR, QRS y QT.

10.2.3 Toxicidad anticolinérgica

Existen muchos y diversos fármacos anticolinérgicos y tóxicos que pueden ser ingeridos y producir anomalías en el ECG (antihistamínicos, antidepresivos tricíclicos, antipsicóticos, algunas plantas y hongos tóxicos).

Provocan taquicardia sinusal en la mayoría de los casos. La intoxicación con compuestos puramente anticolinérgicos produce arritmias graves, especialmente en pacientes con cardiopatía isquémica asociada (por ejemplo, taquicardia auricular y latidos ventriculares prematuros). La atropina, por ejemplo, aumenta la demanda de oxígeno del miocardio, secundaria a la taquicardia, y puede conducir a la fibrilación en pacientes después de un infarto de miocardio.

10.2.4 Productos naturales

Muchos productos naturales y toxinas tienen efectos cardiovasculares que provocan cambios en el ECG. Las manifestaciones clínicas e histológicas miocárdicas de la picadura de escorpión se asemejan a las de la infusión de catecolamina. Se ha documentado un infarto de miocardio en la intoxicación por escorpión con un mecanismo fisiopatológico que implica al miocardio.

También se ha sugerido que un exceso de catecolaminas está implicado en la patogénesis del síndrome clínico producido por las picaduras de viuda negra, mientras que en los pacientes afectados por picaduras de himenópteros, la histamina desempeña un papel en la patogénesis.

La intoxicación por pescado tiene múltiples mecanismos patogénicos, dependiendo de la toxina implicada. Algunas de estas toxinas son termoestables y, por tanto, no se ven afectadas por la cocción y el ácido gástrico, mientras que otras producen intoxicación por una manipulación inadecuada del pescado.

La intoxicación por acónito se debe a los alcaloides presentes en tés y hierbas que no se hierven lo suficiente antes de su ingestión, como la aconitina y la mesaconitina. La aconitina tiene propiedades de unión a los canales de Na+ (los mantiene abiertos), lo que explica en parte su toxicidad neurológica y cardiovascular (efectos cardiodepresivos).

La estimulación vagal también está implicada en la patogénesis de la intoxicación por aconitina. La aconitina es propensa a provocar posdespolarizaciones tempranas y retardadas en los miocitos ventriculares, lo que puede deberse al aumento del Ca2+ y el Na+ intracelulares.

10.2.5 Drogas de abuso

Algunas de las drogas de las que más se abusa son el alcohol, la nicotina, la marihuana, las anfetaminas, la cocaína, los alcaloides del opio y los opioides sintéticos, el gamma-hidroxibutirato, la 3,4-metilendioxi-metanfetamina (MDMA, éxtasis) y la fenciclidina. El abuso de drogas puede provocar daños en los órganos, adicción y alteraciones en los patrones de comportamiento.

Algunas drogas ilícitas, como la heroína, la dietilamida del ácido lisérgico y el clorhidrato de fenciclidina, no tienen ningún efecto terapéutico reconocido en el ser humano. La toxicidad cardiovascular de las drogas ilícitas se basa en múltiples mecanismos fisiopatológicos.

La anfetamina y las drogas relacionadas activan el sistema nervioso simpático mediante la estimulación del sistema nervioso central, la liberación periférica de catecolaminas, la inhibición de la recaptación neuronal de catecolaminas y la inhibición de la monoamino oxidasa.

La cocaína es una de las drogas de abuso más populares. Los signos cardiovasculares de toxicidad aparecen rápidamente después de fumar o de la inyección intravenosa (mediada por la hiperactividad simpática). El espasmo de las arterias coronarias y/o la trombosis pueden provocar un infarto de miocardio, incluso en pacientes sin enfermedad arterial coronaria. El dolor torácico con evidencia electrocardiográfica de isquemia o infarto en una persona joven y por lo demás sana sugiere el consumo de cocaína. A dosis bajas, se produce bradicardia sinusal y ritmos ectópicos, debido a las propiedades anestésicas locales de la cocaína y a sus efectos sobre las catecolaminas. En dosis altas, la cocaína produce un bloqueo directo de los canales de Na+ y K+. El aumento de la estimulación simpática incrementará el Ca2+ intracelular en las células miocárdicas y aumentará el automatismo, dando lugar a la posdespolarización y a los ritmos ectópicos.

El cannabinoide delta 9-tetrahidrocannabinol (THC) es el principal componente psicoactivo del cannabis (la marihuana consiste en las hojas y las partes floridas de la planta). La toxicidad cardiovascular está relacionada con la dosis y se explica por la estimulación del sistema nervioso autónomo, que implica tanto a las vías parasimpáticas como a las simpáticas. Los efectos tienden a ser más graves en pacientes con enfermedades cardiovasculares preexistentes (por ejemplo, se ha informado de un aumento significativo del riesgo de infarto de miocardio en la hora siguiente al consumo de marihuana).

Los opiáceos son un grupo de compuestos naturales derivados del jugo de la amapola Papaver somniferum. El término opioide se refiere a estos y otros derivados naturales del opio (por ejemplo, la morfina, la heroína, la codeína y la hidrocodona), así como a los nuevos análogos opioides totalmente sintéticos (por ejemplo, el fentanilo, el butorfanol, la meperidina, la metadona y el propoxifeno).

En general, los opioides comparten la capacidad de estimular una serie de receptores opioides específicos en el SNC. En caso de sobredosis leve o moderada, la frecuencia del pulso disminuye. Puede producirse una cardiotoxicidad similar a la observada con los antidepresivos tricíclicos y la quinidina en pacientes con intoxicación grave por propoxifeno. La toxicidad de la heroína se asocia a cambios en el ECG como anomalías inespecíficas de la onda ST/T, bloqueo auriculoventricular de primer grado, fibrilación auricular, intervalos QTc prolongados y disrritmias ventriculares. Los trastornos electrolíticos y metabólicos, la hipoxia o los adulterantes (por ejemplo, la quinina) presentes en las drogas callejeras contribuyen a la patogénesis de estos resultados cardiovasculares.

El ECG es una valiosa fuente de información en los pacientes intoxicados y tiene el potencial de mejorar y dirigir su atención. Aunque parece obvio que se necesita un ECG tras la exposición a un fármaco utilizado para indicaciones cardiovasculares, muchos fármacos que no tienen efectos cardiovasculares evidentes a partir de una dosis terapéutica se vuelven cardiotóxicos en caso de sobredosis.

CAPÍTULO 11
Ahondamiento sobre las patologías detectadas por el ECG

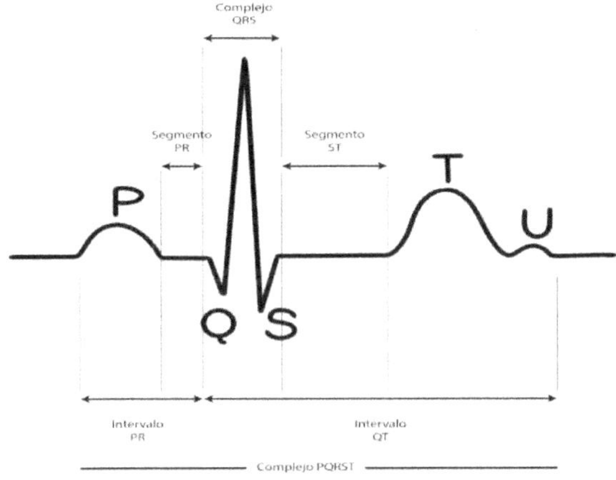

Veamos las características de las enfermedades reconocidas por el ECG. El electrocardiograma permite identificar y reconocer con precisión los cambios del ritmo cardíaco. Generalmente surgen como resultado de una alteración de la conducción del impulso nervioso a través del miocardio o como resultado de una enfermedad cardíaca, como un infarto o una cardiomiopatía.

Las principales arritmias son las extrasístoles, las taquicardias paroxísticas, el flutter y la fibrilación.

Básicamente, las arritmias más frecuentes son el flutter y la fibrilación auricular (FA).

11.1 Flutter Atrial

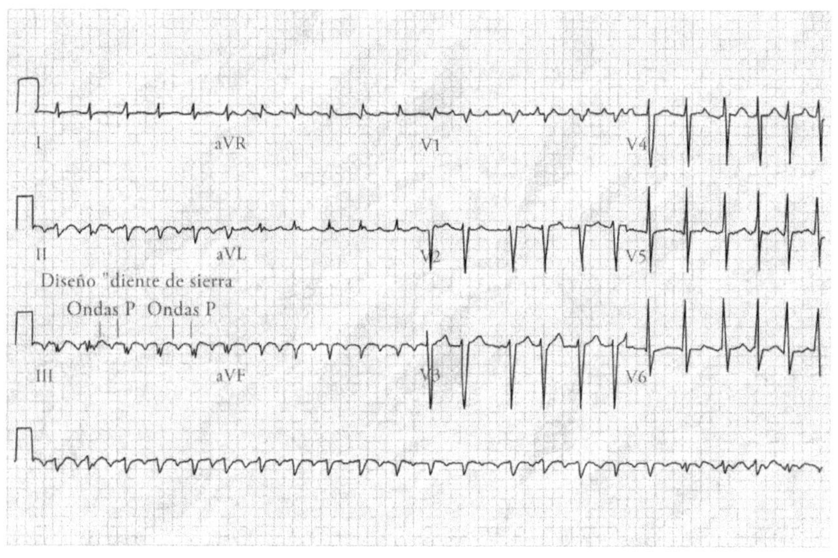

Se presentan en pacientes de edad avanzada, en pacientes con cardiopatías asociadas y son más peligrosas por el riesgo de embolia, ya que si las aurículas se contraen de forma irregular y caótica, como en la FA, la actividad mecánica de la aurícula se ve comprometida; si la aurícula se contrae muy rápidamente, no consigue vaciar la sangre adecuadamente y por tanto la sangre se estanca, existe la posibilidad de que se formen pequeños coágulos de sangre y que éstos salgan del corazón y pasen por la aorta a la periferia, por lo que puede producirse una embolia cerebral, una embolia coronaria que provoque un infarto al cerrar una arteria coronaria, o una embolia periférica al cerrar un vaso periférico.

La fibrilación auricular es una arritmia que hace que el corazón lata muy rápido e irregular. Puede tener las características de un fenómeno esporádico o crónico. Si es esporádica, suele ser muy intensa; si es crónica, suele ser de intensidad reducida.

La fibrilación auricular está causada por la generación anormal de los impulsos que contraen las aurículas del corazón. Esta generación anormal hace que las paredes de las cavidades auriculares estén sometidas a una tensión continua e incesante.

Durante la fibrilación auricular, las aurículas se contraen a un ritmo de unos 350-400 latidos por minuto. Este aumento de la frecuencia contráctil de las aurículas repercute en los ventrículos, alterando en gran medida su ritmo de contracción. El electrocardiograma de una persona con fibrilación auricular muestra una ausencia de ondas P, que denota el defecto de contracción auricular típico de la fibrilación auricular. Hay líneas rectas irregulares y complejos QRS de forma irregular. Durante el aleteo auricular, a diferencia de la fibrilación auricular, la actividad eléctrica de las aurículas está coordinada. Por lo tanto, las aurículas se contraen pero a un ritmo mucho mayor (250-350 latidos por minuto), lo que impide la conducción de cada impulso individual a través del nodo atrioventricular hasta los ventrículos. En la mayoría de los sujetos no tratados, uno de cada dos latidos llega a los ventrículos, lo que da lugar a una frecuencia ventricular de unos 150 latidos por minuto. La fibrilación o el aleteo auricular pueden producirse incluso en ausencia de otras enfermedades cardíacas. Con mayor frecuencia, estas arritmias están causadas por patologías como la hipertensión arterial, la enfermedad arterial coronaria, la valvulopatía que afecta a la válvula mitral y/o tricúspide, el abuso del alcohol, la hiperactividad tiroidea (hipertiroidismo) y, por último, posibles defectos cardíacos congénitos. La valvulopatía y la hipertensión arterial provocan la dilatación de las aurículas, lo que hace más probable la fibrilación o el aleteo auricular.

Las complicaciones pueden dar lugar a coágulos de sangre en las aurículas o a una frecuencia cardíaca elevada, lo que provoca una reducción del gasto cardíaco. En la fibrilación auricular o el aleteo auricular, el vaciado auricular en los ventrículos no se produce completamente. Con el tiempo, una cierta cantidad de sangre puede estancarse en las aurículas, lo que posibilita la formación de coágulos. A veces el coágulo puede fragmentarse, a menudo poco después de que la fibrilación auricular haya terminado y se haya restablecido el ritmo normal, ya sea de forma espontánea o con terapia. Los fragmentos pueden pasar al ventrículo izquierdo, viajar por el torrente sanguíneo (causando una embolia) y bloquear una pequeña arteria. Si los fragmentos de un coágulo bloquean una arteria del cerebro, se produce un accidente cerebrovascular. Sólo en raras ocasiones un ictus es el primer síntoma de una fibrilación o aleteo auricular.

Cuando la fibrilación auricular o el aleteo auricular inducen un aumento excesivo de la frecuencia cardíaca, los ventrículos no tienen tiempo suficiente para llenarse completamente de sangre. La falta de llenado completo provoca una disminución de la cantidad de sangre bombeada por el corazón. Este descenso puede inducir una bajada de la presión arterial, lo que provoca una insuficiencia cardíaca.

Debido al riesgo de acumulación de sangre en las aurículas cardíacas y a la formación de coágulos, la fibrilación auricular es un factor de alto riesgo de accidente cerebrovascular.

Los síntomas de la fibrilación auricular o del aleteo auricular dependen en gran medida de la velocidad de contracción ventricular. Cuando la frecuencia ventricular es normal o está ligeramente aumentada (menos de unos 120 latidos por minuto), el sujeto suele permanecer asintomático. Las frecuencias más altas provocan una incómoda conciencia de los latidos del corazón (palpitaciones), falta de aire o dolor en el pecho. En los sujetos con fibrilación auricular, el pulso es irregular y generalmente rápido. En los sujetos con flutter auricular, el pulso suele ser rápido y puede ser regular o irregular. La reducción de la capacidad de bombeo del corazón puede causar debilidad, desmayos y dificultad para respirar. Cuando la frecuencia cardíaca aumenta mucho, algunas personas, especialmente los ancianos y los pacientes cardíacos, desarrollan insuficiencia cardíaca o dolor en el pecho. En muy raras ocasiones, este grupo de personas puede desarrollar un shock (presión arterial muy baja). Se realiza una ecografía del corazón (ecocardiograma). Este examen permite a los médicos evaluar las válvulas del corazón y comprobar si hay coágulos de sangre en las aurículas. Por lo general, también se prescriben análisis de sangre para comprobar si hay hipertiroidismo.

¿Cómo tratar la fibrilación y el flutter auricular?

- Disminuyendo el ritmo cardíaco

- Uso de anticoagulantes

- Restablecer el ritmo cardíaco normal

- Ablación

En el caso de la fibrilación auricular o de flutter auricular, el tratamiento tiene como objetivo controlar la tasa de contracción ventricular, restablecer el ritmo cardíaco normal y tratar la patología responsable de la arritmia. También pueden administrarse medicamentos para prevenir la formación de coágulos y émbolos (anticoagulantes o aspirina). El tratamiento de la enfermedad subyacente es importante, pero no siempre mejora las arritmias auriculares. Sin embargo, el tratamiento de la hiperfunción tiroidea, así como la cirugía para corregir la valvulopatía o la cardiopatía congénita, pueden ser útiles. Por lo general, el primer paso en el tratamiento de la fibrilación o el flutter auricular es reducir la frecuencia ventricular para que el corazón bombee la sangre con mayor eficacia. En general, los fármacos pueden ralentizar los ventrículos. A menudo, el primer fármaco que se prueba es un bloqueador de los canales de calcio, como el diltiazem o el verapamilo, que puede ralentizar la conducción de los impulsos a los ventrículos. También puede utilizarse un betabloqueante, como el propranolol o el atenolol. En pacientes con insuficiencia cardíaca, puede administrarse digoxina. La fibrilación o el aleteo auricular pueden convertirse espontáneamente en un ritmo cardíaco normal. En algunos individuos, estas arritmias deben convertirse activamente en un ritmo normal (cardioversión). Esta población concreta incluye a los individuos cuya fibrilación o flutter auricular provoca insuficiencia cardíaca u otros síntomas de bajo gasto cardíaco. Antes de restablecer el ritmo normal, dado que existe el riesgo de que un coágulo de sangre se rompa y provoque un ictus durante la conversión, deben tomarse medidas para evitar la formación de coágulos. Si la fibrilación o el aleteo auricular han estado presentes durante más de 48 horas, los médicos administran un anticoagulante, como el warfarin, durante 3 o 4 semanas antes de intentar la conversión. Como alternativa, pueden administrar un anticoagulante de acción corta, como la heparina, y someter al paciente a un ecocardiograma. Si el ecocardiograma no muestra coágulos en el corazón, el paciente puede ser convertido inmediatamente. Si el ritmo ha estado claramente presente durante menos de 48 horas, el paciente no requiere tratamiento anticoagulante antes de la conversión. Sin embargo, el anticoagulante debe tomarse durante al menos 4 semanas después de la conversión en la mayoría de los individuos.

Los métodos de conversión incluyen:

- Descarga eléctrica (cardioversión sincronizada)

- Farmacos

La descarga eléctrica en el corazón es el método más eficaz. La descarga eléctrica se sincroniza para que se aplique sólo en un punto específico de la actividad eléctrica del corazón (cardioversión sincronizada), de modo que no induzca la fibrilación ventricular. La cardioversión es eficaz en el 75-90% de los casos.

Algunos fármacos antiarrítmicos (los más habituales son la amiodarona, la flecainida, la procainamida, la propafenona o el sotalol) también pueden restablecer el ritmo normal. Sin embargo, estos fármacos sólo son eficaces en el 50-60% de los sujetos y suelen provocar efectos secundarios.

La conversión a un ritmo normal por cualquier medio es menos probable con el paso del tiempo (especialmente 6 meses o más después del inicio de la arritmia), la dilatación progresiva de las aurículas y el empeoramiento de la patología subyacente. Cuando la cardioversión tiene éxito, el riesgo de recurrencia sigue siendo elevado, incluso cuando los sujetos toman un fármaco específico para la prevención (es decir, uno de los fármacos utilizados para convertir la arritmia en un ritmo normal). El diagnóstico del aleteo auricular se basa en el ECG de 12 derivaciones o en el ECG Holter, que muestra la activación auricular con el **típico patrón de dientes de sierra (llamado ondas F**). En el caso del aleteo auricular, las aurículas se despolarizan a un ritmo de 250-350 latidos/min. Dado que el nódulo auriculoventricular no es capaz de conducir a este ritmo, los impulsos se conducen a los ventrículos según una relación de conducción que puede ser fija, dando un ritmo ventricular regular (por ejemplo, en caso de conducción 2:1, con una FC de 150 lpm) o variable de un momento a otro, según relaciones de conducción variables (3:1, 4:1 o 5:1), dando un ritmo ventricular a veces regular y a veces irregular.

11.2 La fibrilación ventricular

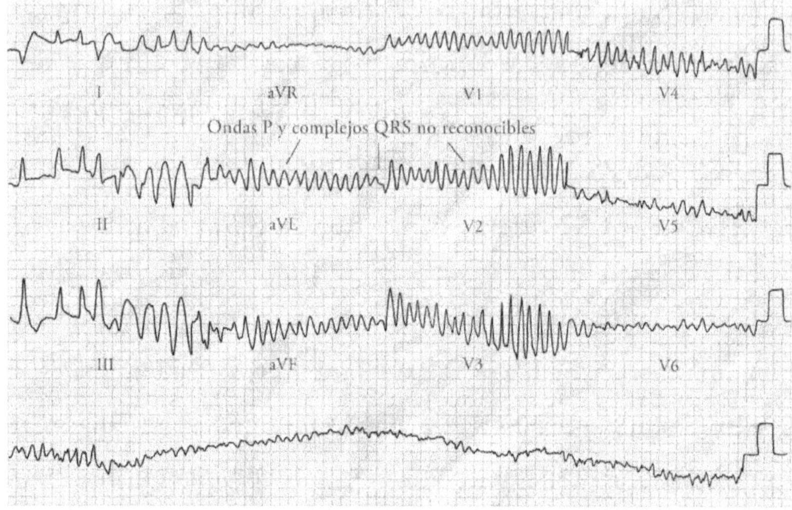

La fibrilación ventricular es un ritmo cardíaco caótico y desorganizado que se origina en los ventrículos. La rapidez y la desorganización del impulso eléctrico hacen que las contracciones miocárdicas sean ineficaces desde el punto de vista hemodinámico (**el corazón es incapaz de expulsar la sangre dentro de la circulación arterial**), por lo que se produce una **parada cardiocirculatoria**: la presión sanguínea baja a cero y el paciente pierde el conocimiento.

Esta arritmia, si no se trata rápidamente con maniobras de reanimación y desfibrilación externa, puede conducir rápidamente a la muerte. La fibrilación ventricular puede tener varias **causas**. La causa más frecuente es la **isquemia miocárdica aguda** (**infarto de miocardio**): en un pequeño porcentaje de casos puede ser el inicio de un infarto de miocardio. En segundo lugar, la fibrilación ventricular puede producirse en pacientes con una **cardiopatía estructural predispuesta a las arritmias ventriculares** (como la miocardiopatía dilatada, la miocardiopatía hipertrófica, la displasia arritmogénica del ventrículo derecho, la no compactación ventricular).

En algunos casos puede afectar a pacientes con corazones estructuralmente normales pero con **enfermedades arritmogénicas hereditarias** (como el **síndrome de QT largo, el síndrome de Brugada**, la taquicardia ventricular polimórfica catecolaminérgica); cuando la fibrilación ventricular no tiene una causa específica, se denomina fibrilación ventricular idiopática.

Si no se trata, la fibrilación ventricular conduce a la muerte en pocos minutos. Por lo tanto, el **diagnóstico sólo es posible en los pocos pacientes que presentan la arritmia en el hospital y son monitorizados,** o en los raros casos en los que el paciente es reanimado en un entorno extrahospitalario y se realiza un ecg o monitorización con desfibrilador. A menos que la causa de la fibrilación ventricular sea bien reconocible y pueda eliminarse con certeza (por ejemplo, mediante reperfusión miocárdica en caso de infarto, o ablación transcatéter en caso de degeneración de taquicardias ventriculares monomórficas recurrentes), los pacientes supervivientes deben someterse a la i**mplantación de un desfibrilador cardíaco** como prevención secundaria. Finalmente en el ecg, la onda P no es distinguible debido al ritmo caótico así como la onda T, el intervalo PR/PQ no puede ser detectado.

11.3 Bloqueo auriculoventricular

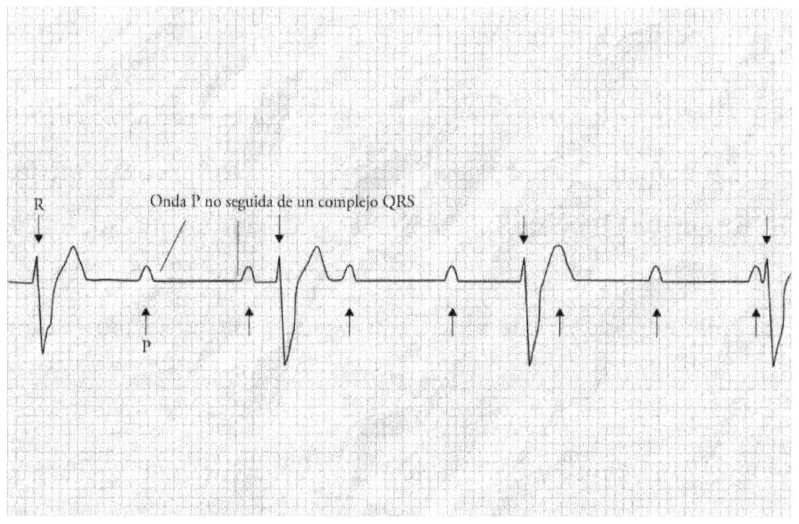

El ritmo normal del corazón se origina en el nódulo sinusal, un grupo de células especiales situadas en la aurícula derecha, una de las dos cámaras superiores del corazón. A continuación, el impulso eléctrico se propaga a través de vías predefinidas (el sistema de conducción aurículo-ventricular del corazón) que pueden compararse con cables eléctricos especiales. En la porción central del corazón, entre las cámaras superiores e inferiores, se encuentra el cable principal (formado por el nódulo aurículo-ventricular y el haz de His). De este cable, en la parte inferior, se ramifican otros dos cables (llamados rama derecha e izquierda respectivamente). Por diversas razones, el sistema de conducción aurículo-ventricular puede entrar ocasionalmente en bloqueo, lo que da lugar a una ralentización anormal de corta duración de la frecuencia cardíaca. En las fases más avanzadas de la enfermedad, el sistema de conducción aurículo-ventricular puede volverse incapaz de transmitir los latidos del corazón; esto puede dar lugar a pausas muy prolongadas entre las contracciones cardíacas. En esta situación, la contracción será generada por otros grupos de células situados en una parte del corazón. El bloqueo del impulso se produce cuando se daña el cable central (el nodo aurículo-ventricular o el haz de His). Cuando la enfermedad sólo afecta a una de las ramas (derecha o izquierda), el paciente no experimenta ninguna ralentización del ritmo cardíaco (la transmisión del impulso está asegurada por la otra rama). Obviamente, aparecerán si ambas ramas están dañadas. La ralentización del ritmo cardíaco o las pausas prolongadas entre una contracción del corazón y la siguiente provocan una reducción o detención transitoria del flujo sanguíneo a los órganos.

¿Qué causa el bloqueo aurículo-ventricular?

El bloqueo aurículo-ventricular suele deberse al envejecimiento y puede estar relacionado con diferentes enfermedades cardíacas o con la cirugía cardíaca. Los principales síntomas del bloqueo aurículo-ventricular son: cansancio, fatiga fácil, dificultad para respirar, sensación de desmayo o mareo, desmayo. En algunas personas, y especialmente en las primeras fases, esta enfermedad puede no causar ninguna molestia. Ante la presencia de síntomas o signos sugestivos de una enfermedad del sistema de conducción aurículo-ventricular, el médico de cabecera debe remitir al paciente a un electrofisiólogo (el cardiólogo que se ocupa de las arritmias cardíacas) para una consulta. Sin embargo, en los casos más graves, es necesario un acceso rápido al servicio de urgencias. La anomalía electrocardiográfica que se produce durante un bloqueo auriculoventricular es un intervalo PR superior a 20 segundos, todos los impulsos auriculares llegan a los ventrículos pero el tiempo de conducción se alarga. Los intervalos PR son prolongados y constantes. Por último, las ondas P van seguidas de QRS.

11.4 Taquicardia sinusal

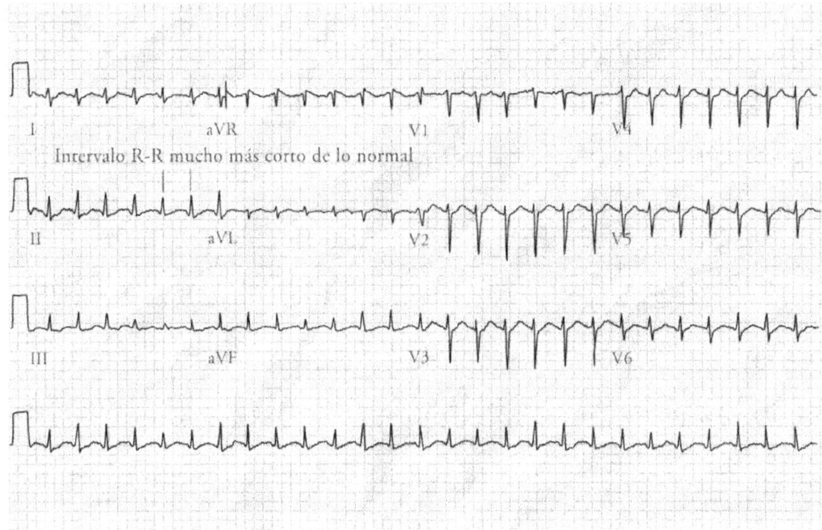

La taquicardia sinusal es la alteración del ritmo cardíaco más frecuente en la práctica clínica. Abarca un grupo heterogéneo de trastornos que incluyen: La taquicardia sinusal secundaria al estrés psicofísico, la taquicardia sinusal secundaria a otras patologías, el Síndrome de Taquicardia Postural Ortostática (POTS), caracterizado por la presencia de taquicardia sinusal al asumir la posición erguida, y la taquicardia sinusal inapropiada, en la que existe una alteración de los mecanismos fisiológicos de regulación de la respuesta cronotrópica. El solapamiento clínico y sintomatológico de estos trastornos dificulta a veces el diagnóstico diferencial correcto. La taquicardia sinusal es simplemente un **aumento improvisado de la frecuencia cardíaca,** a menudo debido a causas fácilmente atribuibles a un

cambio emocional o a un esfuerzo físico. Se denomina "sinusal" porque se trata del latido impuesto por el nódulo sinusal auricular.

Cuando este fenómeno episódico comienza a convertirse en un síntoma recurrente o si los latidos del corazón aumentan en **más de 180 latidos por minuto**, es aconsejable someterse a investigaciones serias y escrupulosas, ya que la causa podría ser patológica.

El hipertiroidismo, la anemia, la embolia pulmonar, la isquemia y la insuficiencia cardíaca pueden ser causas que deben investigarse rápidamente.

Permaneciendo en el **ámbito de la experiencia naturopática**, vamos a ver los casos de elevación fisiológica del ritmo cardíaco y, por tanto, las posibles causas de la taquicardia, que podemos aprender a gestionar con remedios sencillos y totalmente naturales.

Cuando practicamos un deporte, como aficionados sin mucho entrenamiento, el primer efecto que sentimos es la **falta de aire**, y el "corazón en la garganta". Pruebe a ir a la piscina después de una larga pausa de inactividad y pruebe a dar una o dos vueltas: ¡le parecerá un infarto!

En realidad, el ejercicio al que nos hemos sometido ha requerido un **aumento de oxígeno** no sólo para nuestra respiración, que se ha visto modificada por el medio acuático, sino también para nuestros músculos, que, al estar sometidos a movimientos inusuales, necesitan más sangre y oxigenación.

Lo mismo ocurre si probamos a **correr**: las primeras veces tendremos las pulsaciones muy altas, nos faltará el aire y el corazón se acelerará. Con un entrenamiento constante y controlado, el pulso también cambiará porque habremos entrenado el músculo cardíaco y el efecto taquicárdico se modulará en consecuencia.

Ya hemos mencionado cómo podemos manejar los episodios taquicárdicos que no son preocupantes. Veamos algunos remedios, especialmente en el caso del esfuerzo deportivo y la ansiedad y el estrés. En el deporte es bueno planificar el entrenamiento con cuidado, nunca excederse en los primeros planteamientos y si la intención es ser superhéroes en una sola actuación, mejor dejarlo: sería un estrés innecesario al que sometes a tu cuerpo, con efectos ciertamente perjudiciales. Gestionar el estrés y la ansiedad debe ser una elección consciente y dirigida, y como ya se ha mencionado la respiración es la herramienta con la que controlamos nuestras reacciones. Muchos de nosotros no sabemos respirar,

a pesar de ser la primera actividad de nuestra vida y una de las últimas cuando morimos. Hay muchos cursos derivados del yoga que enseñan a respirar correctamente e incluso a utilizar **la respiración para canalizar nuestras energías** y potenciar nuestras actividades. Algunas etapas avanzadas del yoga, como el mencionado pranayama y el pratyahara, son muy valiosas y eficaces para liberarnos de la esclavitud de los estados emocionales paralizantes. Es fundamental encontrar buenos profesores y evitar a los charlatanes. Póngase en contacto con asociaciones con trayectoria que podrán recomendarle tutores especializados. ¿Cómo aparece una taquicardia sinusal en el ecg? Cuando tenemos un QRS estrecho y regular, si la onda P está presente, seguida del QRS, pero la frecuencia cardíaca es superior a 100.

11.5 Bradicardia sinusal

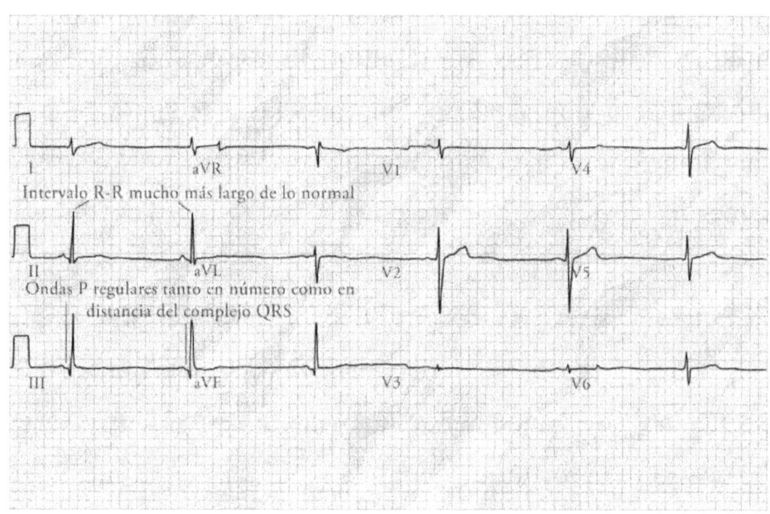

La bradicardia sinusal (o simplemente bradicardia) es una reducción de la frecuencia cardíaca inferior al intervalo de referencia. En los adultos, el corazón en reposo late a un ritmo óptimo de unos 70-80 latidos por minuto, pero se considera:

- Normal: la frecuencia cardíaca en reposo está entre 60-99 latidos por minuto (bpm)

- Taquicardia: frecuencia cardíaca en reposo superior a 100 bpm

- Bradicardia: una frecuencia cardíaca en reposo inferior a 60 bpm

En el periodo neonatal, sin embargo, la frecuencia cardíaca es mayor (se consideran normales los intervalos de 90-180 bpm), disminuyendo con la edad (se consideran normales los intervalos de 70-110 bpm hasta los 10 años).

Según la gravedad, la bradicardia puede considerarse

- Leve: ritmo cardíaco 50-59

- Moderado: ritmo cardíaco 40-49

- Grave: frecuencia cardíaca inferior a 40

La bradicardia es una condición clínica importante porque puede ser secundaria a varias causas, pero la mayoría de las veces no está asociada a ninguna patología subyacente (bradicardia fisiológica). **No suele ser una afección que ponga en peligro la vida**, pero a veces puede ser la causa de una importante reducción del suministro de sangre a los órganos periféricos o centrales (como el cerebro), con el riesgo de que se produzcan lesiones. **La mayoría de las veces es completamente asintomática**, pero a veces puede ser responsable de síntomas como mareos, síncopes y pérdida de conciencia. La mayoría de las veces no requiere ningún tratamiento, pero en los casos sintomáticos o graves puede ser necesario emprender una terapia específica.

La bradicardia sinusal es una condición clínica fácilmente diagnosticable, ya que el paciente puede sentir su propia frecuencia palpando el número de latidos por minuto de la arteria radial (muñeca) o carótida (cuello); en presencia de bradicardia es aconsejable consultar a un médico para descartar cualquier causa subyacente. La bradicardia es una afección muy común, especialmente en los jóvenes y los deportistas. Un segundo pico de incidencia se produce en la vejez, cuando la bradicardia puede ser fisiológica o secundaria a una enfermedad cardíaca. Existen diferentes tipos de bradicardia:

- Fisiológico: es el más común, una condición médica aislada, encontrada ocasionalmente, en ausencia de una patología cardíaca o sistémica subyacente

- Patológico o secundario, cuando resulta de la presencia de otras patologías cardíacas o sistémicas

Se presenta una bradicardia fisiológica:

- En el sujeto joven, sobre todo en los deportistas que realizan actividades aeróbicas (especialmente corredores, ciclistas y nadadores), donde la frecuencia cardíaca también puede llegar a 30-40 lpm sin dar mayores manifestaciones clínicas. Esto está relacionado con un aumento del tono vagal, que ralentiza el ritmo cardíaco

- En el sujeto anciano, donde una modesta bradicardia puede considerarse fisiológica

- Durante el sueño, vómitos, maniobra de Valsalva (aumento de la presión intraabdominal, como cuando se prepara para hacer un esfuerzo): en esta fase se reduce el tono simpático y aumenta el parasimpático, por lo que también se produce una modesta y fisiológica reducción de la frecuencia cardíaca

La bradicardia patológica, en cambio, puede ser secundaria a una enfermedad cardíaca, a una enfermedad sistémica o a la ingesta de sustancias.

Desde el punto de vista clínico, la bradicardia puede ser:

- Asintomática: es la más frecuente, sobre todo en sujetos jóvenes y sanos

- Sintomático: a veces, la reducción de la frecuencia cardíaca puede ser tal que provoque una reducción significativa del gasto cardíaco (la cantidad de sangre bombeada por el corazón en un minuto) y, por tanto, una reducción de la perfusión de los órganos. Por lo tanto, la bradicardia puede presentarse con síntomas como: mareos, alteraciones visuales (visión borrosa o destellos brillantes), dolor en el pecho, confusión, síncope, entumecimiento de manos y pies, frialdad, dificultad para respirar, fatiga durante la actividad física, astenia, dolor en el pecho

En los casos de bradicardia severa, asistolia, de más de 3 segundos en los ancianos con deterioro de la función cardíaca básica, puede producirse una reducción significativa de la perfusión del sistema nervioso central, que puede dar lugar a daños cerebrales irreversibles (ictus), más o menos extensos, dependiendo de la gravedad de la reducción de la perfusión. En las bradicardias sintomáticas, pueden producirse complicaciones secundarias al síncope (por ejemplo, un traumatismo craneal). Otras consecuencias más graves son los desmayos frecuentes, la incapacidad del corazón para bombear suficiente sangre, la parada cardíaca repentina o la muerte súbita.

El ecg de una persona con una arritmia cardíaca de este tipo tiene las siguientes características:

- Ondas P con una frecuencia inferior a 60 latidos por minuto

- Intervalo R-R mucho más largo de lo normal, en términos de cuadrados en el papel cuadriculado

- Ritmo más lento pero regular

11.6 Síndrome de QT largo

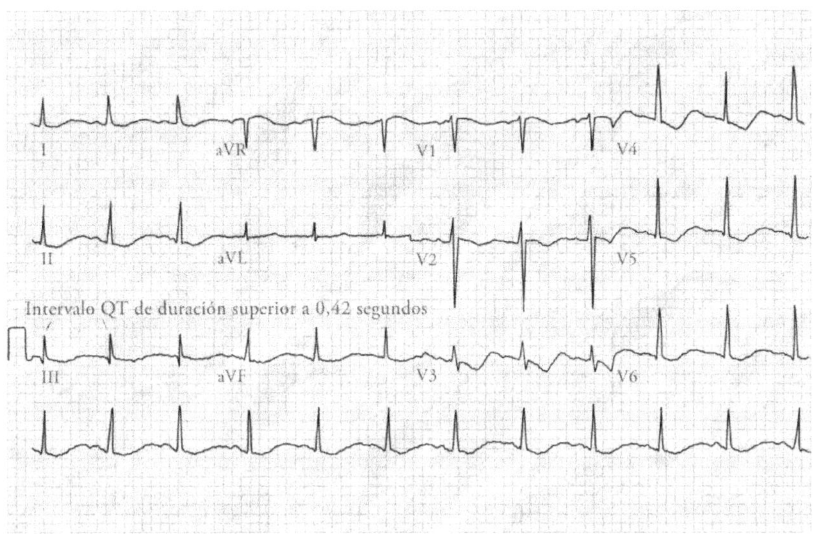

El síndrome de QT largo es una afección en la que el corazón tarda más de lo normal en relajarse entre contracciones. Puede provocar latidos cardíacos rápidos e irregulares, lo que puede provocar desmayos o convulsiones. En algunos casos, el corazón puede latir de forma anormal durante tanto tiempo que se produce la muerte súbita. El síndrome puede ser hereditario, produciéndose desde el nacimiento. La forma adquirida está causada por el uso de ciertos medicamentos, un desequilibrio de sales y minerales en el cuerpo (desequilibrio electrolítico) y ciertas enfermedades. El síndrome es tratable: se pueden tomar fármacos para prevenir las alteraciones del ritmo cardíaco, mientras que en algunos casos puede ser necesaria la cirugía o la implantación de un marcapasos o desfibrilador. Un simple electrocardiograma puede diagnosticar el síndrome: el término "QT largo" se refiere al aspecto particular del trazado del electrocardiograma. El síndrome es poco común y hereditario y afecta a una de cada 2.000 personas. Muchas personas con el síndrome de QT largo no tienen quejas (síntomas). Pueden darse cuenta de la enfermedad como resultado de un electrocardiograma realizado con otro propósito o de un historial familiar de la enfermedad.

Si se experimentan quejas, éstas incluyen:

- Desmayos, la queja más común. El corazón no puede bombear la sangre como debería y el cerebro no recibe suficiente oxígeno. En uno o dos minutos, el ritmo cardíaco vuelve a la normalidad y la persona recupera la conciencia. Los desmayos pueden producirse cuando la persona se encuentra en un estado de excitación, ira, miedo o durante el ejercicio. A diferencia de los desmayos, que se deben a diversas causas y suelen caracterizarse por signos premonitorios, en el caso del QT largo se puede perder el conocimiento incluso sin ningún tipo de premonición, sino simplemente por un ruido repentino, como el timbre del teléfono o el sonido de una alarma

- Ataque epiléptico: si el corazón sigue latiendo de forma anormal y el cerebro no recibe suficiente oxígeno, puede producirse un ataque epiléptico

- Muerte brusca: si el corazón no recupera su ritmo normal y no se utiliza un desfibrilador externo a tiempo para restablecer el ritmo normal del corazón, también puede producirse la muerte súbita

Los signos y trastornos (síntomas) del síndrome de QT largo, tanto si son hereditarios como si ya están presentes al nacer, pueden aparecer ya en el feto, o durante las primeras semanas o meses de vida, o incluso en una fase tardía de la vida, o incluso nunca. La mayoría de las personas experimentan sus primeras molestias alrededor de los 40 años; la razón aún no está clara. Las molestias suelen percibirse durante el sueño o al despertarse. Es aconsejable acudir al médico si se desmaya durante el ejercicio o en una situación emocional o después de tomar un nuevo fármaco, especialmente si sabe que éste puede prolongar el intervalo QT. Los antecedentes familiares de QT largo (tener familiares de primer grado, como padres, hermanos o hijos con el síndrome) también deben ser comunicados a su médico. La causa del síndrome de QT largo suele ser genética, atribuible a un gen defectuoso heredado de uno de los padres. Hasta la fecha se han identificado al menos 17 genes asociados al síndrome. El gen defectuoso afecta a las proteínas que forman los canales que permiten el paso de iones como el sodio, el calcio y el potasio.

Regulan la actividad eléctrica del corazón, es decir, permiten que las fibras musculares se contraigan y se relajen. Una mutación en este gen provoca un mal funcionamiento de estos canales. Algunos medicamentos pueden desencadenar la forma adquirida del síndrome de QT largo.

Entre ellos se encuentran: ciertos antibióticos, ciertos antihistamínicos, ciertos antidepresivos y antipsicóticos, diuréticos, fármacos para mantener el ritmo cardíaco normal (antiarrítmicos) y ciertos medicamentos contra las náuseas. El síndrome adquirido suele afectar a las personas que ya están predispuestas desde el nacimiento, lo que explica que no todos los individuos que toman los medicamentos mencionados desarrollen QT largo.

Los factores de riesgo son:

- Tener uno o más familiares de primer grado con la forma hereditaria del síndrome

- Tomar uno o más medicamentos que puedan causar el síndrome

- Niveles alterados de potasio, magnesio o calcio en la sangre, a menudo asociados a la anorexia nerviosa

- Desmayos

- Ataques de epilepsia

El síndrome de QT largo genético no suele detectarse (diagnosticarse) o se confunde con la epilepsia, por ejemplo. Sin embargo, el síndrome puede ser la causa de algunas muertes inexplicables que se producen en niños y adultos jóvenes. Por ejemplo, el ahogamiento inexplicable de un joven puede ser el primer indicio de la existencia del síndrome de QT largo en una unidad familiar. Para una correcta evaluación del QT largo, son importantes tanto el examen médico como el historial del estado de salud a lo largo del tiempo (historia clínica).

Si el médico sospecha que se trata de un síndrome, puede prescribir una serie de pruebas, entre ellas:

- Electrocardiograma (ECG), que revela el ritmo y la actividad eléctrica del corazón trazando una línea en un papel cuadriculado. La prueba puede realizarse en reposo o bajo estrés, por ejemplo en una cinta de correr o en una bicicleta estática. También se puede pedir a la familia de la persona que se someta a este examen

- Holter cardíaco, un dispositivo que se lleva durante un día (24 horas) para registrar la actividad del corazón en las diferentes etapas del día (trabajo, sueño, deporte, etc.)

- Pruebas genéticas, que pueden ser necesarias para identificar el gen defectuoso que causa el QT largo y ayudar a identificar a otros miembros de la familia que han heredado este gen. Es eficaz para detectar 3 de cada 4 casos de síndrome de QT largo adquirido. El diagnóstico se basa en el ECG que muestra un eje QRS ondulado, con la polaridad de los complejos girando alrededor de la línea isoeléctrica. El ECG de referencia muestra un intervalo QT corregido por la frecuencia cardíaca (QTc) prolongado. El valor normal es de aproximadamente 440 milisegundos, aunque puede variar entre individuos y según el sexo. Una cuidadosa historia familiar puede sugerir un síndrome congénito

11.7 Arritmias y uso de marcapasos

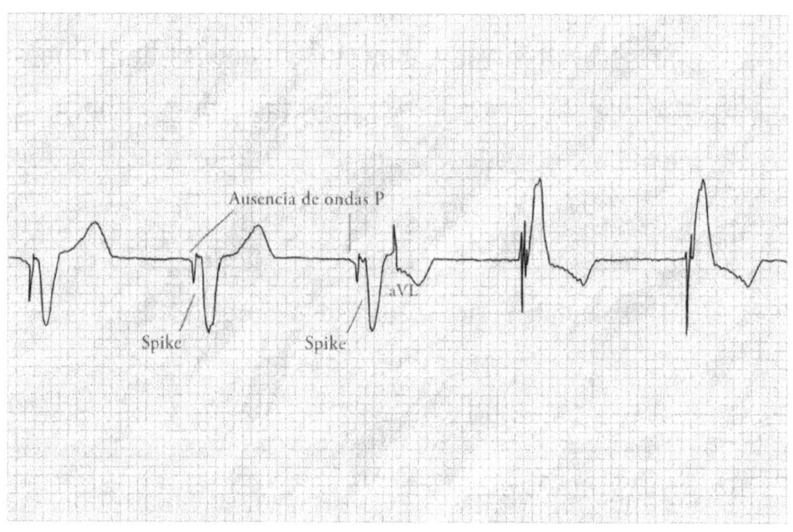

La necesidad de tratamiento de las arritmias depende de los síntomas y de la gravedad de la arritmia. El tratamiento se dirige a las causas. Si es necesario, se utiliza un tratamiento antiarrítmico directo, que incluye fármacos antiarrítmicos, cardioversión-desfibrilación, cardioversión-desfibrilación implantable, marcapasos (y una forma especial de estimulación eléctrica, la terapia de resincronización cardíaca), ablación con catéter, cirugía o una combinación de estos.

Los marcapasos son capaces de detectar la actividad eléctrica del corazón y responder, cuando es necesario, suministrando estímulos eléctricos. Los cables de un marcapasos permanente se colocan por vía toracotómica o transvenosa, pero en casos de emergencia es posible estimular el corazón colocando electrodos en la pared torácica. Hay muchas indicaciones para la implantación de un marcapasos, pero en general incluyen la presencia de bradicardia sintomática o bloqueo auriculoventricular de alto grado. Algunas taquiarritmias pueden interrumpirse mediante una estimulación breve a una frecuencia superior a la de la arritmia (overdrive pacing); el marcapasos se reprograma a la frecuencia deseada, más lenta. No obstante, las taquiarritmias ventriculares se tratan de forma más eficaz con dispositivos capaces de cardioversión y desfibrilación, así como de actuar como marcapasos (desfibriladores cardioversores implantables, DCI). Los tipos de marcapasos se designan con 3 o 5 letras, que representan qué cámaras del corazón se estimulan, qué cámaras del corazón se sienten, cómo responde el marcapasos a un evento sentido (inhibe o activa la estimulación), si el marcapasos es capaz de aumentar la tasa de estimulación durante el ejercicio (modulación de la tasa), y si la estimulación es multifase (en ambos ventrículos o más de una derivación en una sola cámara). Por ejemplo, un marcapasos VVIR estimula (V) y detecta (V) eventos en el ventrículo, inhibe la estimulación en respuesta al evento detectado (I), y es capaz de aumentar su frecuencia de estimulación durante el ejercicio (R). Los marcapasos VVI y DDD son los dispositivos más utilizados. Ofrecen beneficios de supervivencia equivalentes. Sin embargo, en comparación con los marcapasos VVI, los marcapasos fisiológicos (AAI, DDD, VDD) parecen reducir el riesgo de fibrilación auricular e insuficiencia cardíaca y mejorar ligeramente la calidad de vida. Los avances en el diseño de marcapasos incluyen circuitos de baja energía, baterías innovadoras y cables medicados con corticoides (útiles para reducir el umbral de estimulación crónica), todo lo cual contribuye a aumentar la longevidad del marcapasos. El cambio de modo se refiere a un cambio automático del modo de estimulación en respuesta a eventos detectados (por ejemplo, cambio de modo de DDDR a VVIR durante la fibrilación auricular). Recientemente se han introducido los marcapasos ventriculares sin electrodos, que consisten en un generador de impulsos y un cable enteramente contenido en el ventrículo derecho. Se colocan por vía intravenosa mediante sistemas de suministro especialmente diseñados y se retienen en el ventrículo derecho mediante tornillos o dientes. Los marcapasos sin plomo que se utilizan actualmente tienen un tamaño de aproximadamente 1 mL, 2 gramos de peso y son de configuración VVI o VVIR.

Puede haber complicaciones en el uso de los marcapasos porque no siempre funcionan correctamente, hay eventos de oversensing del marcapasos donde las causas del mal funcionamiento pueden ser: fallo en el ritmo, fallo en la captura, estimulación a una frecuencia anormal.

En particular, las taquicardias son una complicación muy frecuente. Los marcapasos de frecuencia modulada también pueden aumentar la estimulación en respuesta a las vibraciones, la actividad muscular o las interferencias de los campos magnéticos durante la resonancia magnética. En la taquicardia mediada por marcapasos (TPM), un marcapasos bicameral que funciona normalmente detecta el impulso prematuro auricular retroconductor después de un evento ventricular (es decir, un latido prematuro [extrasístole] ventricular o un latido marcado) a través del nódulo auriculoventricular o de una vía accesoria; A este evento sentido le sigue la estimulación ventricular, que a su vez se retroconduce, generando así una taquicardia de ciclo rápido y repetitivo. Otras complicaciones asociadas a los dispositivos que funcionan con normalidad son la inhibición cruzada, en la que el impulso auricular estimulado es escuchado por el cable ventricular, lo que provoca una inhibición inadecuada de la estimulación ventricular, y el síndrome del marcapasos, en el que la asincronía auriculoventricular inducida por la estimulación ventricular provoca síntomas cerebrales vagos e intermitentes (por ejemplo, mareos), un tumor cerebral y una lesión cerebral, Síntomas vagos e intermitentes en el cerebro (por ejemplo, mareos), en el cuello (por ejemplo, palpitaciones en el cuello) o en las vías respiratorias (por ejemplo, disnea). El síndrome de marcapasos se trata restableciendo la sincronía aurículo-ventricular mediante estimulación auricular, estimulación ventricular unicameral con detección auricular o, más comúnmente, estimulación bicameral. Las interferencias ambientales provienen de fuentes electromagnéticas como la electrocirugía y la resonancia magnética, aunque esta última puede realizarse si el generador y los cables del marcapasos no están situados dentro del imán. Los teléfonos móviles y los dispositivos electrónicos de seguridad son una fuente potencial de interferencias; los teléfonos no deben colocarse cerca del generador, pero no son un problema cuando se utilizan normalmente para hablar (es decir, cerca del oído). El paso por los detectores de metales no provoca un mal funcionamiento del marcapasos siempre que los pacientes no permanezcan mucho tiempo bajo ellos.

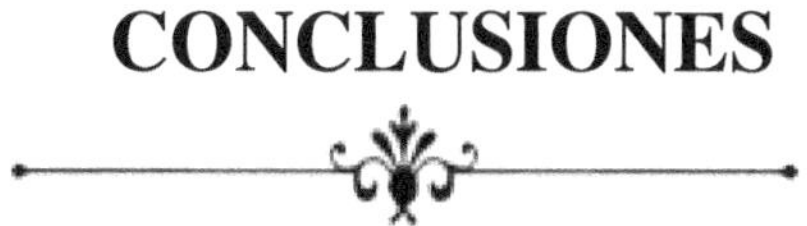

CONCLUSIONES

Hemos visto cómo el uso de un instrumento como el ECG es de fundamental ayuda en la práctica médica diaria para tratar tanto situaciones patológicas graves como condiciones rutinarias.

Aunque el conocimiento y el estudio de la estructura y la función cardíacas son necesarios e imprescindibles para el uso del ECG como ayuda médica, una exposición concisa y simplificada de los principales componentes de esta herramienta diagnóstica puede ayudarnos a comprender mejor los resultados de los informes y los exámenes.

De hecho, es importante destacar que la intención de este libro no es en absoluto sustituir a los expertos en la materia, improvisando médicos y realizando diagnósticos o autodiagnósticos. Más bien, este libro pretende ser una herramienta de apoyo que, al permitirnos identificar posibles anomalías o alteraciones, nos motive a buscar el asesoramiento de un especialista lo antes posible, para llegar a un diagnóstico precoz con un alto margen de recuperación.

El conocimiento es muy importante, y también es esencial ser capaz de entendernos a nosotros mismos y a todas esas señales que el cuerpo nos envía de una manera u otra. Las herramientas de diagnóstico son valiosas, pero no son suficientes por sí solas; necesitamos prestar una atención extra si queremos mantenernos lo más sanos posible.

En cuanto a la prevención, es bueno seguir algunos consejos sencillos:

- Exámenes para comprobar el colesterol y la presión arterial

- Evita el tabaco y los alimentos que contengan grasas "perjudiciales", ya que no todas las grasas son iguales, elige las buenas para no cargar tu cuerpo y poner en peligro tu salud

- Su dieta debe ser lo más saludable posible y debe realizar alguna actividad física, ya que el sedentarismo y los malos hábitos no son buenos para el corazón

- El agua también es muy importante para que la sangre fluya

- Otro elemento importante es el sueño: quienes duermen poco o mal tienen un mayor riesgo de desarrollar enfermedades cardíacas. Cuando dormimos, nuestra presión arterial baja y nuestro corazón se beneficia

Además de los elementos enumerados anteriormente, es necesario reducir el estrés en la medida de lo posible. Si se vuelve crónico, corremos el riesgo de desarrollar enfermedades cardíacas, debido a los altos niveles de cortisol en la sangre, también conocido como la hormona del estrés. Durante el día, es bueno encontrar el propio equilibrio para lograr un mayor bienestar.

También es importante conocer los antecedentes familiares, especialmente en lo que se refiere a enfermedades crónicas o hereditarias que se hayan dado en parientes cercanos. La prevención es la mejor arma que tenemos a nuestra disposición, porque conviene tener en cuenta que los daños causados por el estrés o los malos hábitos no se producen rápidamente, sino a lo largo de los años.

Si se conoce mejor a sí mismo, puede desarrollar una estrategia terapéutica adecuada con su médico, que también incluye exámenes específicos para observar determinados aspectos del corazón y de nuestra salud en general. Todo comienza siempre con un examen cardiológico para poder investigar el buen funcionamiento del corazón, con exámenes específicos o más generales.

Con la esperanza de que este mio estudio detallado le haya resultado útil y didáctico, le invito a tomar más conciencia del aspecto preventivo de la medicina, que no debe considerarse sólo como un punto final cuando se experimenta un síntoma; hoy en día, con las herramientas que tenemos a nuestra disposición, es posible comprender mejor nuestro estado de salud de forma específica.

El corazón es importante porque es el motor de nuestra vida!